Aloe Vera

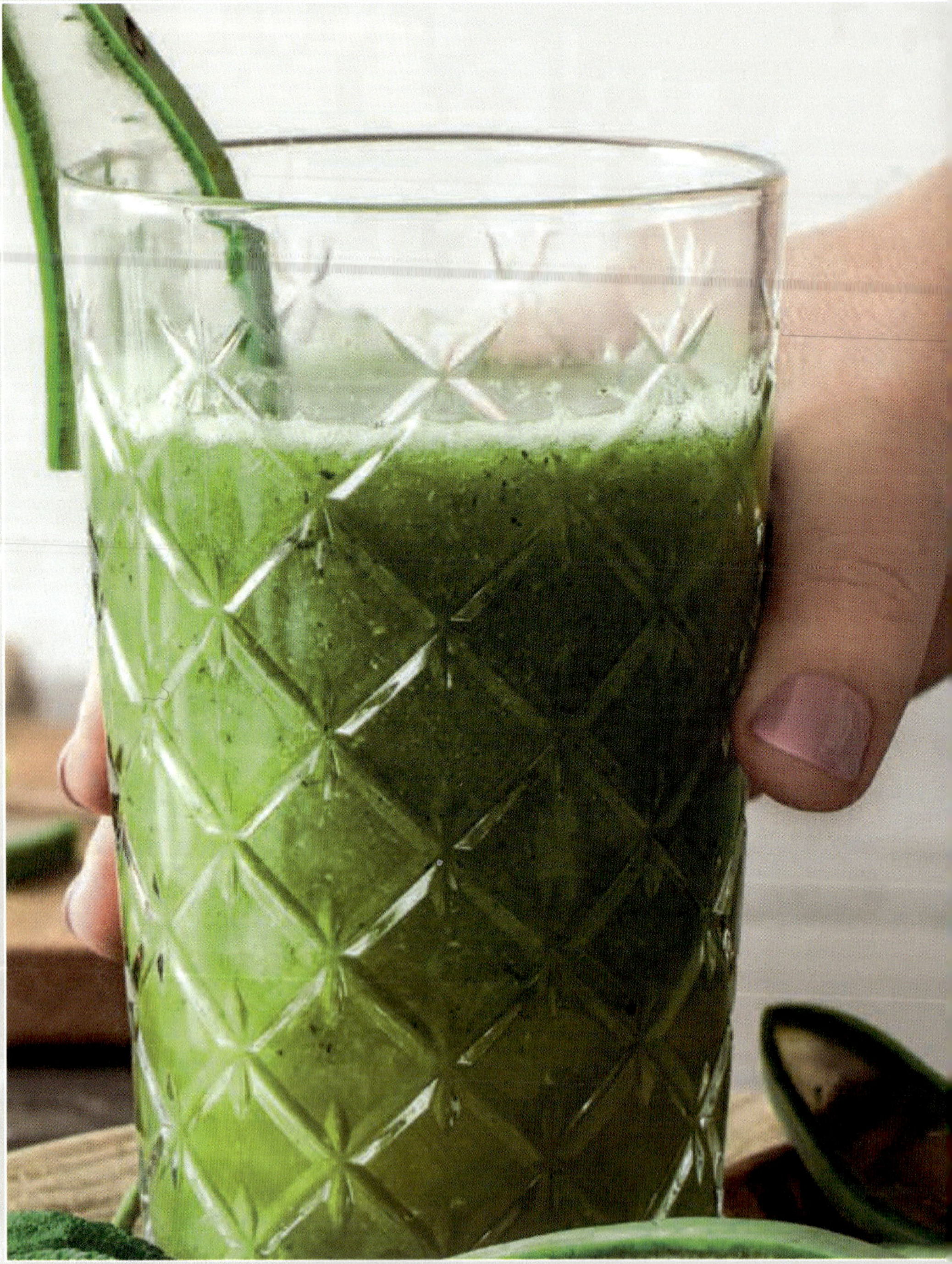

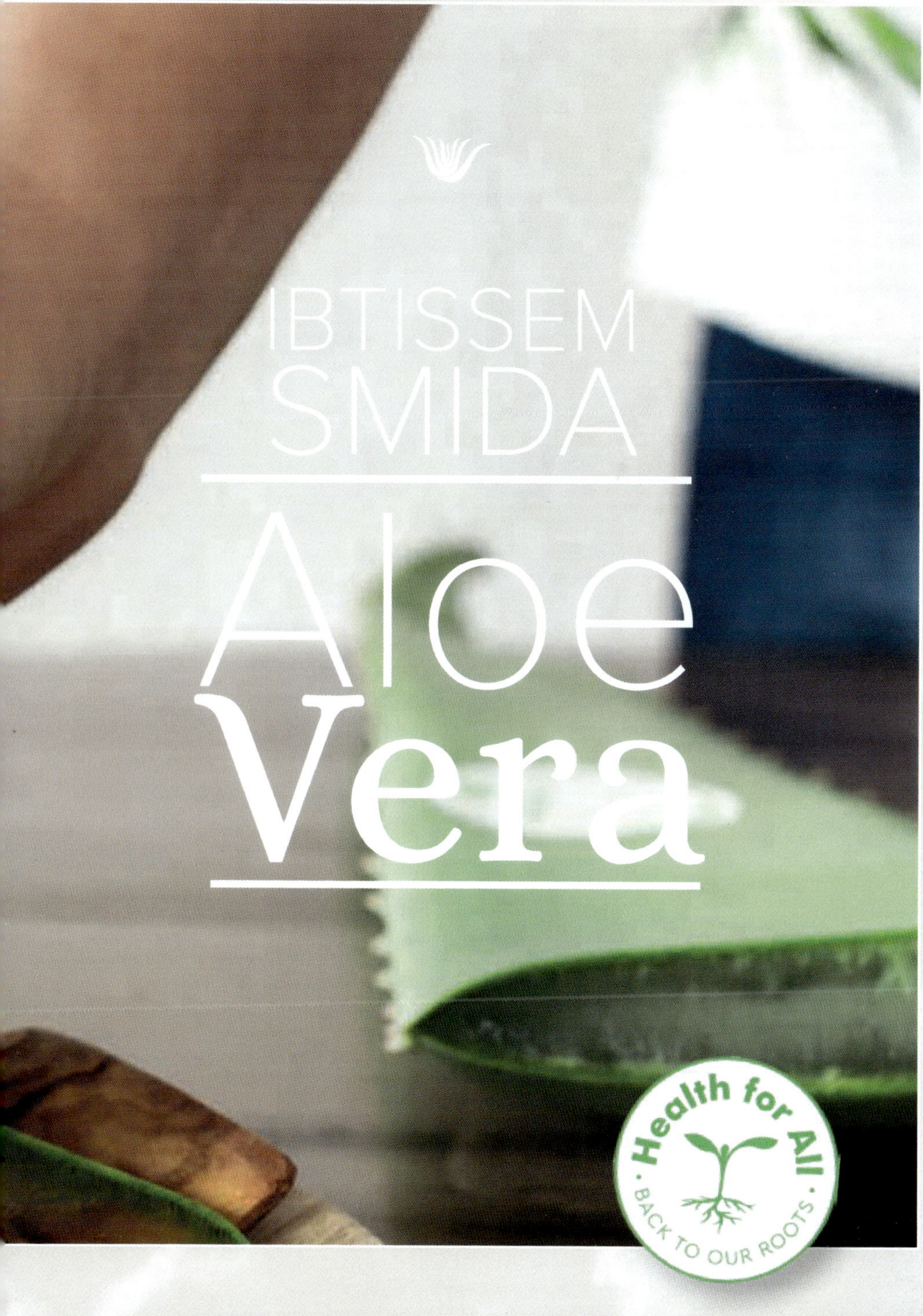

IBTISSEM SMIDA

Aloe Vera

Health for All
BACK TO OUR ROOTS

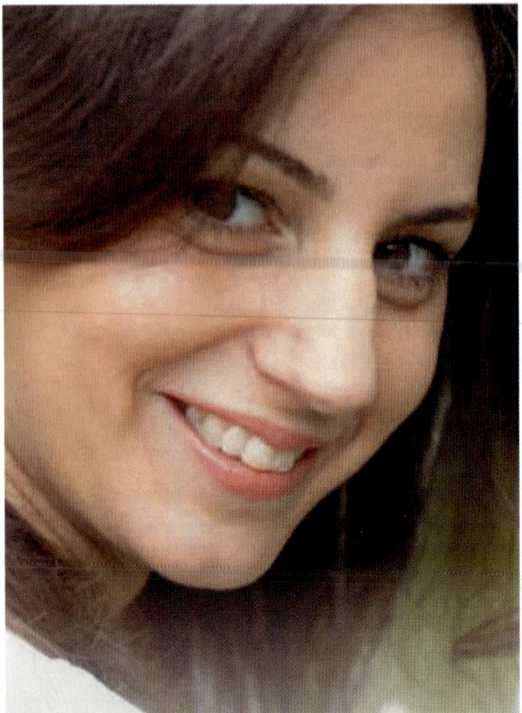

Impressum

Lektorat: Redaktionsbüro Wolfgang Funke, Augsburg
Grafik & Herstellung: www.ravenstein2.de
Umschlaggestaltung: www.ravenstein2.de

ISBN 978-3-00-064101-5
Zweite, überarbeitete Auflage 2020

Besuchen Sie uns im Internet unter www.health-for-all.ch oder auf Facebook: HealthForAll

Aloe Vera

Vorwort

Gibt es etwas, das unser Immunsystem stärkt, schmerzlindernd wirkt und gleichzeitig Wunden heilt? Ein Heilmittel, das unsere Darmfunktion fördert und Entzündungen hemmt? Ein Elixier, das bei Hautkrankheiten hilft? Etwas, das uns von innen und aussen zu mehr Schönheit verhilft? Ein natürliches Mittel, das die Gesundheit nicht nur fördern und stärken kann, sondern Probleme nachhaltig an der Wurzel packt?

Nach einem solchen Mittel, das alle diese Eigenschaften in sich vereint, habe ich gesucht. Meine Suche führte mich in meine zweite Heimat, Tunesien. Ich hoffte, in der dortigen traditionellen Pflanzenheilkunde etwas zu finden, dass die Gesundheit und das Wohlbefinden der Menschen auf natürliche Weise verbessern und erhalten kann. Wusste ich doch aus der Zeit, in der ich für die Pharmaindustrie tätig

war, dass Medizin zwar Symptome heilen kann, die Menschen aber nicht gesünder oder stärker macht. Diese Erkenntnis veranlasste mich dazu, nach einer Lösung zu suchen, die nachhaltiger wirkt als das reine Kurieren von Symptomen.
Auf meiner Tunesienreise lernte ich einen Bio-Landwirt kennen, der nach den Prinzipien der Permakultur arbeitet. Er informierte mich eingehend über die Wirkung und Verwendung verschiedener Pflanzen, Kräuter, Obst- und Gemüsesorten, die in Tunesien gedeihen.

Und er war es, der mich auf eine seit Urzeiten bekannte Heilpflanze aufmerksam machte, die schon Kleopatra und Alexander der Große benutzt haben. Seit Jahrtausenden gilt sie als Pflanze der Unsterblichkeit und als Quelle der ewigen Jugend: *Aloe vera*. Ich hatte gefunden, wonach ich gesucht habe.

Nun verbrachte ich viel Zeit damit, mich intensiv mit dieser faszinierenden Pflanze zu beschäftigen und die Vorteile der inneren und äußeren Nutzung des Gels zu studieren. Es ist reich an wertvollen Inhaltsstoffen wie Vitaminen, Antioxidantien und anderen Vitalstoffen. Vor allem in kosmetischen Produkten findet es Verwendung. Doch der beste Weg, um von den wertvollen Wirkstoffen zu profitieren, ist ein frisches Aloe-Blatt selber zu verarbeiten. Wie das geht und für was alles Sie es verwenden können, möchte ich Ihnen anhand vieler Beispiele in diesem Buch zeigen.

Zürich, Januar 2020

Ibtissem Smida
Ing. Biotechnologie und Kosmetikverarbeitung

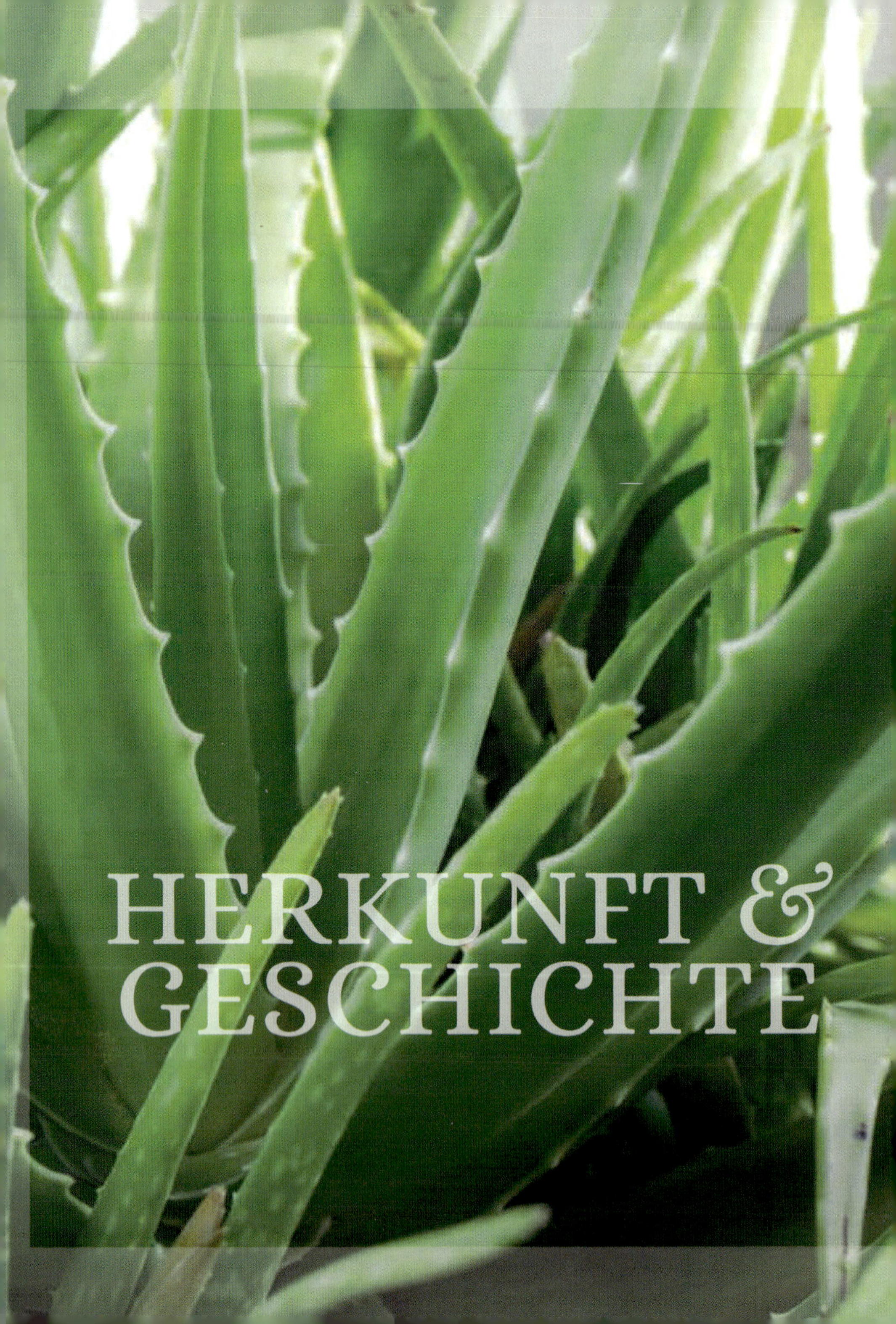

HERKUNFT & GESCHICHTE

Aloen –
Arten, Verbreitung und Lebensweise

Die Heimat der Aloen aus der Familie der Grasbaumgewächse (Xanthorrhoeaceae) sind die Wüstengebiete der Welt. Sie gedeihen in subtropischen Regionen Afrikas, vor allem in Südafrika; aber auch auf der arabischen Halbinsel, in den Mittelmeerländern, in Amerika und Asien.
Zur Gattung *Aloe* gehören weltweit über 400 Arten, doch nur wenige eignen sich für kosmetische oder medizinische Zwecke. Ist im Folgenden von *Aloe* die Rede, meint dies *Aloe vera*, die „wahre" Aloe. Noch genauer: die Barbados-*Aloe*, *Aloe vera syn. barbadensis*. Sie stammt mit einiger Sicherheit aus Afrika und wurde von dort aus über die ganze Welt verbreitet. Man findet sie heute in den Ländern rings ums Mittelmeer sowie auf den Kanaren, in Mittel- und Südamerika, Mexiko, in der Dominikanischen Republik, in Asien und Australien. Besonders in den Küstenregionen Venezuelas und in den subtropischen Gebieten der USA wird sie angebaut.
Aloe vera ist der „shooting star" unter den Pflanzen. In Mitteleuropa war sie bis in die Neuzeit im Vergleich zu anderen Heilpflanzen in Vergessenheit geraten, erst seit Beginn des neuen Jahrtausends boomt die Verwendung, vor allem als Hautpflegemittel par excellence und als wirksame Heilpflanze gegen zahlreiche Erkrankungen.
Ebenfalls heilende Wirkungen haben südafrikanische Arten der Kap-Aloe (*Aloe capensis*), *Aloe arborescens, Aloe ferox M.* und *Aloe saponaria*.

Robuste Wüstenpflanze

Aloen kann es kaum trocken und heiss genug sein. Selbst unter den denkbar unwirtlichen Lebensbedingungen der Wüste können sie überleben.
An trockene Standorte angepasste Pflanzen zeigen einige Besonderheiten, die ihnen helfen, mit langen Trockenzeiten und plötzlich einsetzendem Regen umzugehen. Auch müssen sie längere Durststrecken überstehen können. Am auffälligsten sind dabei die dicken, fleischigen Blätter, in deren Gewebe sie Wasser und die wertvollen Inhaltsstoffe speichern. Solche Pflanzen bezeichnet man als Blattsukkulenten.

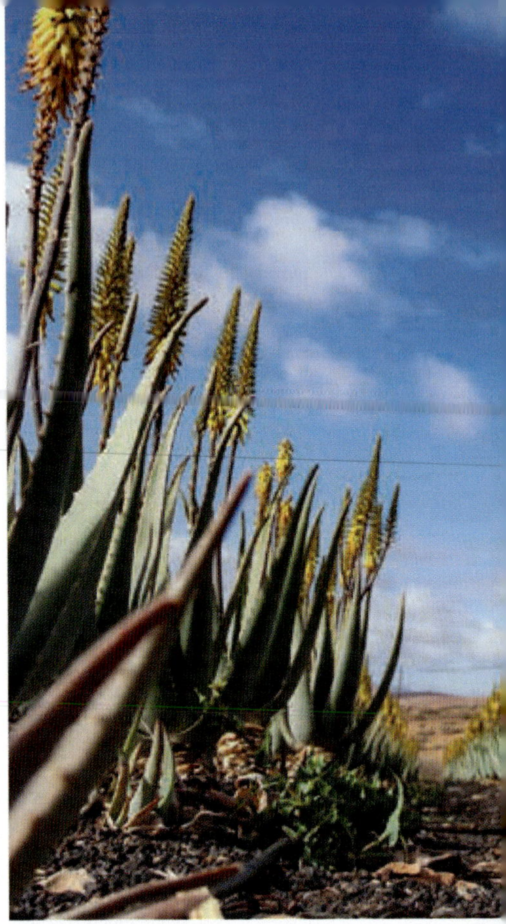

Welcher Name stimmt?

Die erste wissenschaftliche Beschreibung der *Aloe vera* wurde im Jahr 1753 von dem schwedischen Botaniker Carl von Linné veröffentlicht. Er nannte sie *Aloe perfoliata var. vera*. 1768 beschrieb der englische Botaniker und Forschungsreisende M. Miller die inzwischen als eigene Art geführte Pflanze versehentlich noch einmal. Er schlug den Namen *Aloe barbadensis* vor. Da in der wissenschaftlichen Nomenklatur immer der Name der Erstbeschreibung gilt, erklärt dies, warum hinter der Bezeichnung Aloe vera mal ein L. für Linné und mal ein M. für Miller steht. Es handelt sich aber um ein und dieselbe Pflanze.

Anpassungen an die Lebensweise

Um den Verlust von Wasser durch Verdunstung zu verringern, wenden Sukkulenten noch einige zusätzliche Tricks an. Die Blätter mancher Blattsukkulenten-Arten sind oftmals kompakt, klein und rundlich, wie beispielsweise die von *Echeveria*

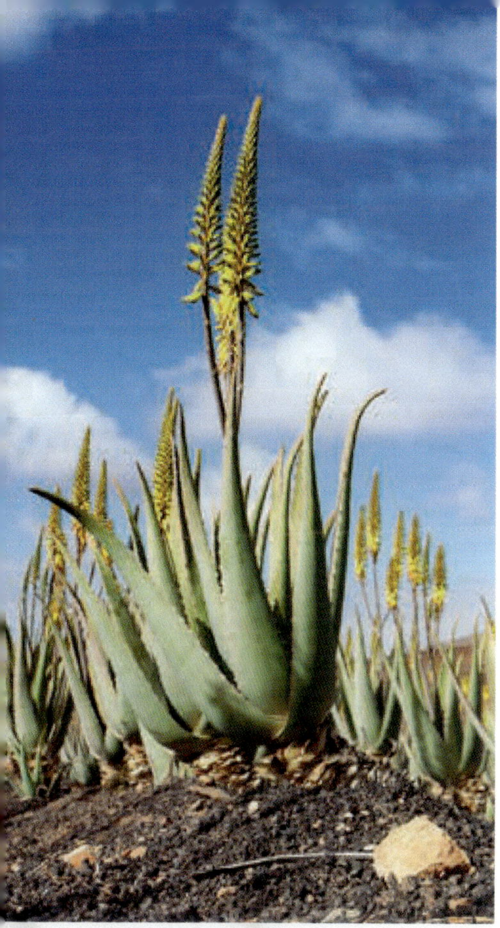

elegans. So verringert sich die Oberfläche, über die Wasser durch Verdunstung verloren gehen könnte. Und im Gegensatz zu Laubpflanzen aus gemässigten Klimazonen, befinden sich auf der Blattoberfläche von Sukkulenten wesentlich kleinere und auch weniger sogenannte Spaltöffnungen (Stomata), über welche die Blätter „atmen“.
Diese Öffnungen dienen unter anderem der Abgabe von Wasserdampf an die Umgebung und dem Gasaustausch. Innerhalb kürzester Zeit, beispielsweise bei einer Verletzung des Blatts, können diese Stomata verschlossen werden, um so den Verlust von Wasser auf ein Minimum zu reduzieren. Auch in der Hitze des Tages schliesst die Pflanze die Spaltöffnungen. Dabei schützt das im Gewebe gespeicherte Wasser die Blätter aufgrund seiner Wärmespeicherkapazität vor einer Überhitzung.

Aloen auf der Fensterbank

Aloe vera ist auch eine dankbare und anspruchslose Zimmerpflanze, der sogar trockene Heizungsluft nichts anhaben kann. Sie verzeiht fast jede Nachlässigkeit in puncto giessen und düngen. Nur Staunässe und Kälte verträgt sie nicht. Schon bei + 5 °C kann es zu einer Schädigung der Pflanze kommen. Aloen im Blumentopf eignen sich nicht für die weitere Verarbeitung. Aber sie sind schön anzuschauen und sie reinigen die Luft.

Vorbildliche Heilung

Die Aloe kann Wunden ihrer zähen Blattrinde innerhalb kürzester Zeit verschliessen. Wer sich selbst so gut zu helfen weiss, so vermuteten schon die Heiler der Antike, kann sicher auch Mensch und Tier gesunden lassen.

Ein Streifzug durch die
Geschichte

Aloe vera wird bisweilen als Mutter aller Heilpflanzen bezeichnet. Schon vor Jahrtausenden nutzten die Menschen ihre besonderen Eigenschaften. Die älteste bekannte Aufzeichnung über die Verwendung der Pflanze zu Heilzwecken stammt aus Babylonien und datiert um das Jahr 4200 v. Chr. Schon früh entdeckte man das kühlende, beruhigende Gel der Blätter zur Behandlung von Verbrennungen und Wunden.
Im Laufe der Jahrhunderte trat *Aloe vera* ihren Siegeszug durch viele Epochen der Menschheitsgeschichte und um die ganze Welt an, der bis heute andauert.

Altes Ägypten

Den alten Ägyptern galt *Aloe vera* als Pflanze der Unsterblichkeit, da sie eine wichtige Rolle im Totenkult spielte. Sie verwendeten den Saft beim aufwändigen Prozess der Mumifizierung und balsamierten damit ihre Toten ein. Er sollte den Prozess der Zersetzung des Körpers verhindern und dem Verstorbenen auf diese Art zu einem ewigen Leben verhelfen. Im Glauben der alten Ägypter konnte die Seele nur weiter existieren, wenn der Körper unversehrt blieb.
Aber auch die Lebenden profitierten von den wohltuenden Eigenschaften der Aloe. Es heisst, dass die beiden bekanntesten Königinnen Ägyptens, **Kleopatra** und **Nofretete**, den Saft der

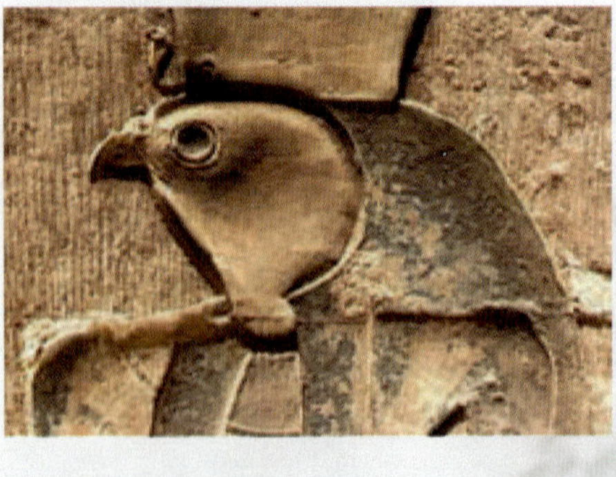

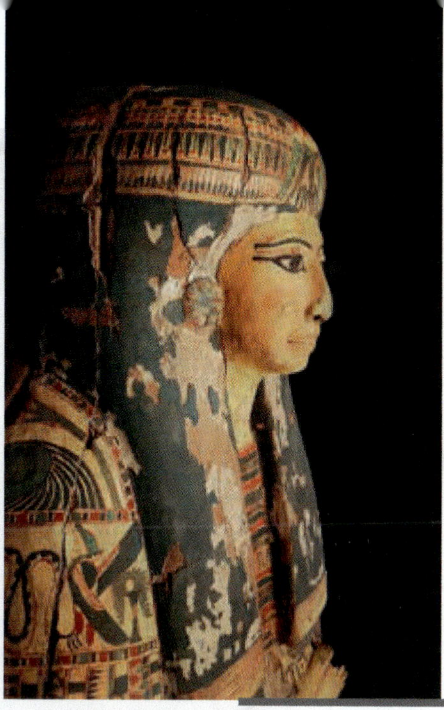

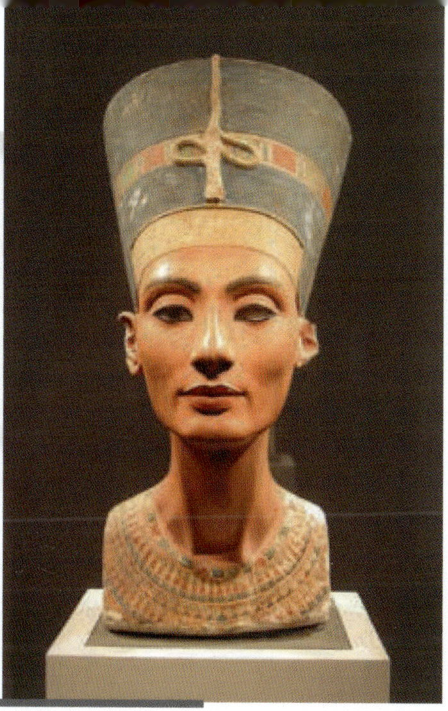

Pflanze für ihre tägliche Haut- und Schönheitspflege verwendeten. Ein Buch der Heilkunde aus dem Jahr 1500 v. Chr. beschreibt die entzündungs- und schmerzhemmende Wirkung der Aloe. Sie galt den Ägyptern als Pflanze der Gesundheit, Schönheit und Unvergänglichkeit.

Im Neuen Testament

ist zu lesen, dass der Leichnam Jesu mit einer Mischung aus Myrrhe und Aloe gesalbt wurde. Doch kann nicht mit letzter Sicherheit gesagt werden, um welche Pflanze genau es sich gehandelt hat.

Griechische und römische Antike

Zwei berühmte Ärzte der Antike, **Dioskurides**, der im 1. Jahrhundert lebte, und **Galen von Pergamon** (128-199) loben die Aloe als besonders wirksames Abführmittel. Dioskurides empfahl die Anwendung des Saftes bei zahlreichen Beschwerden: zur Wundbehandlung, bei Magen- und Darmbeschwerden, Zahnfleischentzündung, Gelenkschmerzen, Juckreiz, Sonnenbrand, Akne und Haarausfall. Kein geringerer als der berühmteste Arzt des Altertums, der Grieche **Hippokrates** (460-375 v. Chr.), entdeckte und beschrieb

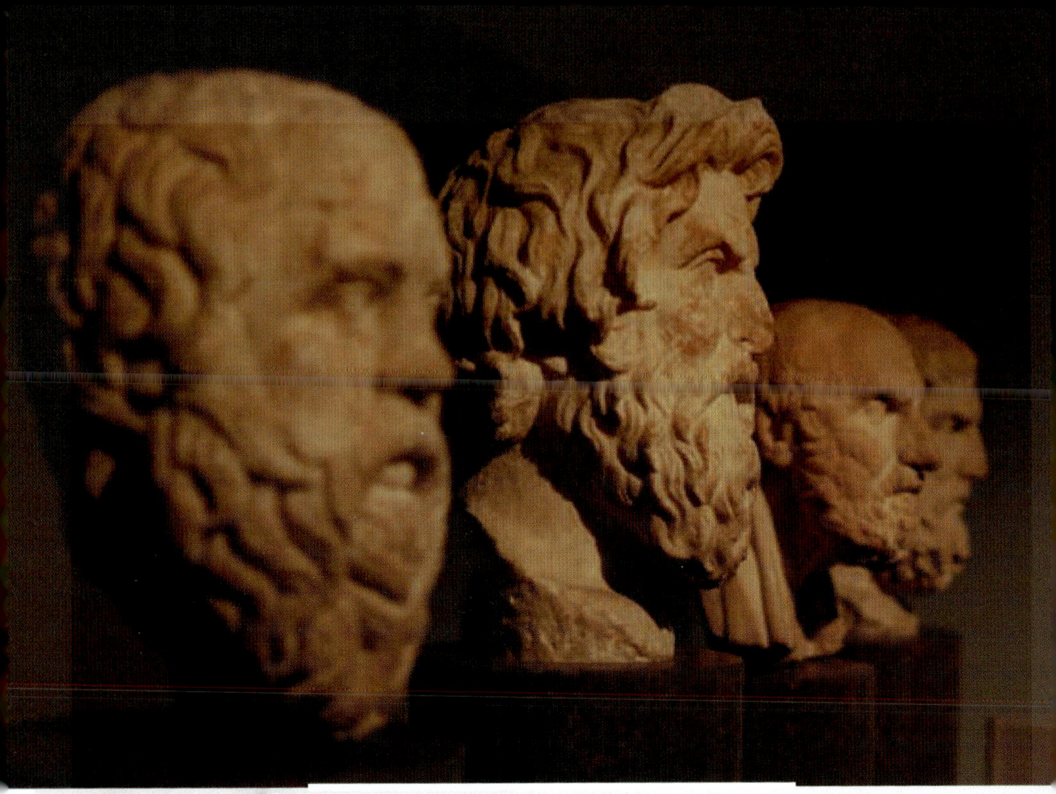

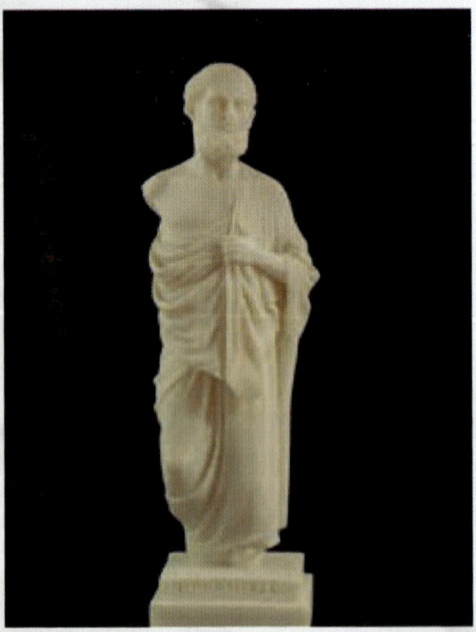

weitere heilsamen Wirkungen der *Aloe vera*. Er gilt als der Vater der modernen Medizin und verwendete die Pflanze bei Geschwüren, Haarausfall und diversen inneren Beschwerden.
Auch der griechische Gelehrte **Aristoteles** (383-322 v. Chr.) heilte mit dem Saft der Pflanze Wunden und Hauterkrankungen. Er soll sogar **Alexander den Großen** (356-323 v. Chr.) überredet haben, die arabische Insel Sokrota vor dem Golf von Aden zu erobern, um sich der dortigen Vorkommen der Pflanze zu bemächtigen. So sollte gewährt sein, stets ausreichend Medizin zur Behand-

lung verwundeter Krieger zur Verfügung zu haben. Es heisst, dass Alexander auf seinen Feldzügen stets einen Vorrat an frischen Pflanzen mit sich führte, die er eigens in Wagen pflanzen liess.

Europäisches Mittelalter

Im **Lorscher Arzneibuch** aus der Zeit Karls des Großen (747-814 n. Chr.) ist bezeugt, dass *Aloe vera* in der Klosterheilkunde des 6.-12. Jahrhunderts als Mittel gegen Magen und Darmbeschwerden eingesetzt wurde. Im **Macer floridus**, einem Arzneibuch aus dem 11. Jahrhundert, wird die Aloe zur Behandlung von Geschwüren und Wunden empfohlen, eine Anwendung, die sich bis heute bewährt hat. Doch spätestens seit die Aloe in **Circa instans**, dem Standardwerk des Mittelalters, ausführlich beschrieben wurde, zählt sie zum festen Arzneischatz der Medizin.
Die berühmte Nonne und Universalgelehrte **Hildegard von Bingen** (1098-1179) schrieb über die Aloe: „Der Saft dies Krautes ist warm und hat grosse Kraft". Da man im Mittelalter die Verdauung als einen Art Kochvorgang begriff, sprach man wärmenden Pflanzen eine abführende Wirkung zu. Hildegard

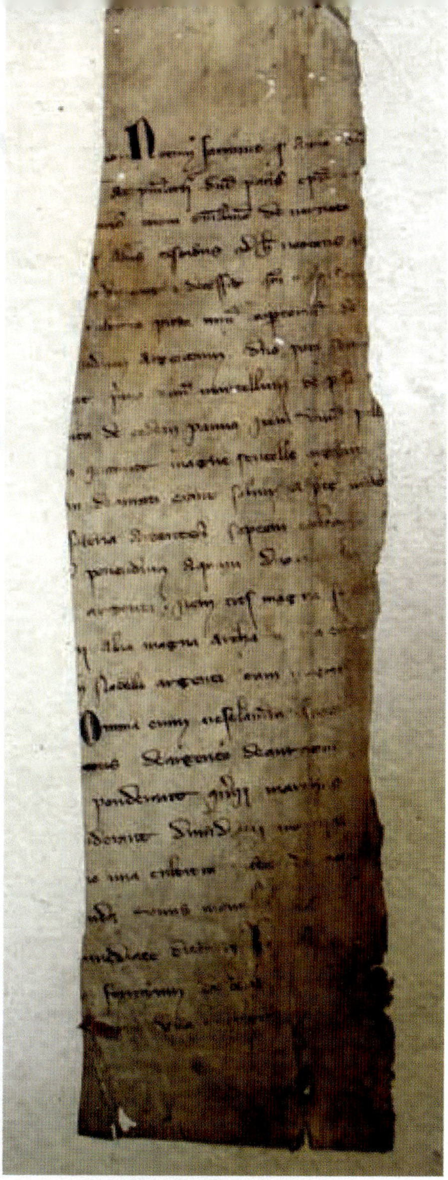

hinterliess einige Rezepte für Anwendungen der Pflanze, so Aloe als Heilmittel bei Gelbsucht, Magenerkrankungen und Migräne, gegen Zahnfäule und auch bei eitrigen Geschwüren.

China, Japan und Indien

Auch in den alten Hochkulturen Asiens ist *Aloe vera* seit je her ein fester Bestandteil der Heilkunde. Schriftliche Zeugnisse belegen, dass die Pflanze in *China* während der Tang-, Song- und Ming-Dynastie (ca. 618-1643) zu Heilzwecken verwendet wurde. In einer chinesischen Materia Medica aus dem 7. Jahrhundert wird die Verwendung von *Aloe vera* bei Nebenhöhlenentzündungen und Hautkrankheiten beschrieben. Den Kaisern des alten China galten die Stacheln der Aloeblätter als heilige Nägel einer Gottheit, ein Zeichen für die Wertschätzung, die dieser Pflanze entgegengebracht wurde.

In **Japan** wurde die Aloe wahrscheinlich bereits 2500 Jahre vor Christi Geburt zu medizinischen und rituellen Zwecken eingesetzt. Die Japaner gaben ihr den Namen „Königliche Pflanze". Der Saft wurde als Elixier verabreicht und die **Samurai** nutzen ihn, um ihren Körper damit vor Kämpfen einzureiben, um sich so unverwundbar zu machen.
Heute wird die Pflanze in Japan sowohl innerlich gegen Verstopfung als auch äusserlich bei schlecht heilenden Wunden und Hautkrankheiten angewendet. Vor allem aber besitzt die Aloe-Pflanze auch in Japan einen hohen Stellenwert in der Kosmetikindustrie.

In der jahrtausendealten indischen Heilkunst des Ayurveda ist *Aloe vera* ebenfalls keine Unbekannte. Im Sanskrit wird sie als „Ghrita Kumari" bezeichnet. Kumar bedeutet „Mädchen, junge Frau". Man glaubte, dass der Pflanze die Energie junger Frauen innewohne und sie daher einen verjüngenden Effekt hat, besonders für Frauen.
In der hinduistischen Tradition nimmt die Pflanze einen besonderen Status ein und ist im Atharva Veda als heilige Pflanze aufgeführt. Hier wird sie der „Stille Heiler" genannt".
Die ayurvedische Medizin kennt eine Vielzahl von Anwendungen der

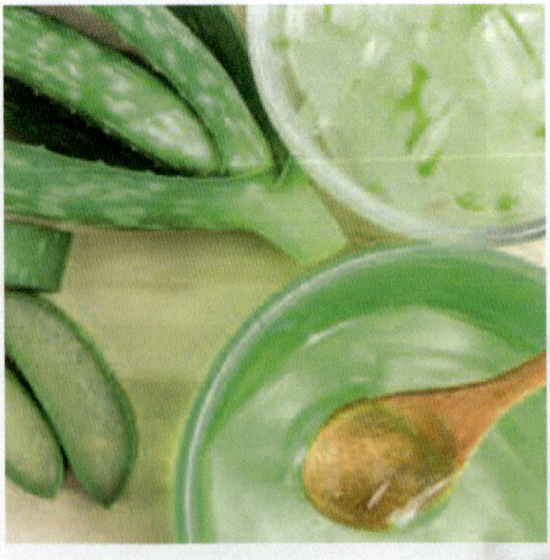

Pflanze, insbesondere als Bestandteil verjüngender Arzneien, bei Gedächtnisproblemen und zur Stabilisierung von Herz und Gefässen. Man schreibt ihr die Eigenschaft zu, die Harmonie zwischen den Doshas, Vata, Pita und Kapha, aufrecht zu erhalten und wieder herzustellen. Dies ist eine wichtige Eigenschaft, da eine Disharmonie zwischen den Doshas im Ayurveda als Ursache von Krankheiten angesehen wird. Als Vera rasayana dient sie allgemein der Verjüngung und Entgiftung des Organismus.

Die neue Welt

Es heisst, dass kein geringerer als **Christoph Kolumbus** *Aloe vera* in die neue Welt brachte. Auf seiner Entdeckungsfahrt soll er eingetopfte Aloe-Pflanzen mit sich geführt haben, um mit deren Saft Wunden und Verletzungen der Schiffsbesatzung heilen zu können. **Jesuitenmönche** begannen im 16. Jahrhundert damit, die mittlerweile verwilderte Pflanze zu sammeln und in den Gebieten der Maya anzubauen, als im südlichen Mexiko, Honduras und Guatemala. Die **Maya** gaben ihr den Namen „Quelle der Jugend". Sie fand rasche Verbreitung unter der Urbevölkerung Zentral- und Südamerikas und ist bis heute in den warmen Klimazonen des Kontinents zu finden.

Von Sklaven oder seefahrenden Engländern wurde sie wahrscheinlich auf die Westindischen Inseln und nach Florida gebracht. So kamen im Laufe der Zeit auch die indigenen Völker des Nordens mit der Heilpflanze in Berührung. Sie nahm schnell einen Platz unter den 16 heiligen Pflanzen der **Indianer** ein, denen eine göttliche Verehrung zuteil wurde.

Die **Indianer** nutzen die Pflanze zur Behandlung von Hautverbrennungen, aber auch die insektenabwehrende Eigenschaft des Safts. Sie rieben damit den Körper ein, wenn sie sich z.B. länger in Sumpfgebieten aufhielten.

Die Verwendung von *Aloe vera* als Heilmittel bei Verbrennungen wurde an amerikanischen Universitäten zwischen 1930 und 1950 in wissenschaftlichen Studien bestätigt.

Volksheilkunde

Unseren **Urgrossmüttern** war *Aloe vera* als Erste-Hilfe-Pflanze bei Hautverletzungen und Verbrennungen bekannt. In Europa ist sie aber hauptsächlich als hautpflegendes und feuchtigkeitsspendendes Mittel in kosmetischen Produkten bekannt und erlebt hier seit einiger Zeit einen regelrechten Boom.

WERTVOLLE INHALTSSTOFFE

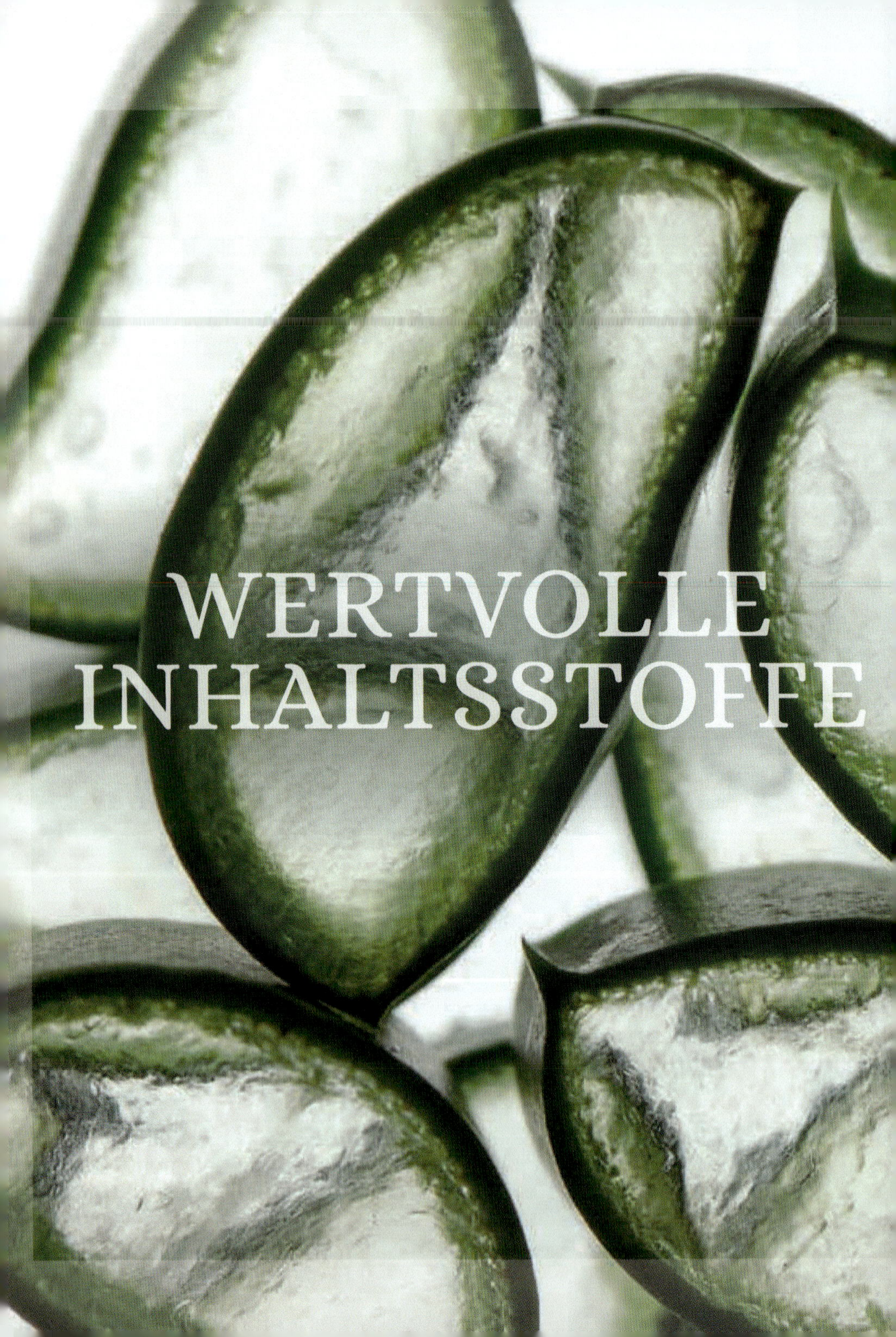

Allroundtalent und Power-Pack

In der Naturheilkunde gilt *Aloe vera* als Allroundtalent. Somit ist es nicht verwunderlich, dass in der Pflanze bisher an die 160 wirksame Substanzen nachgewiesen wurden. Darunter neben Vitaminen und Mineralstoffen auch Aminosäuren, etliche Zuckerverbindungen, Enzyme und weitere sekundäre Pflanzenstoffe. Und dies ist vermutlich nur ein Teil der tatsächlichen Inhaltsstoffe, Experten mutmassen bis zu 400 Substanzen.

Es herrscht aber auch Einigkeit darüber, dass es nicht isolierte einzelne Substanzen sind, die für die heilende Wirkung der Pflanze verantwortlich sind, sondern vielmehr die einzigartige Zusammensetzung und die komplexen Interaktionen aller Inhaltsstoffe. Dieses Phänomen nennen Experten den synergistischen Effekt. Man kennt ihn auch von anderen Heilpflanzen. Isolierte Wirkstoffe wirken anders, als die spezifische, in Pflanzen enthaltene Kombination vieler Stoffe.

Das besondere an *Aloe vera* ist also, dass sie eine Fülle wertvoller Stoffe enthält, die in ihrer Gesamtheit unserem Körper lebenswichtige Substanzen zur Verfügung stellt.

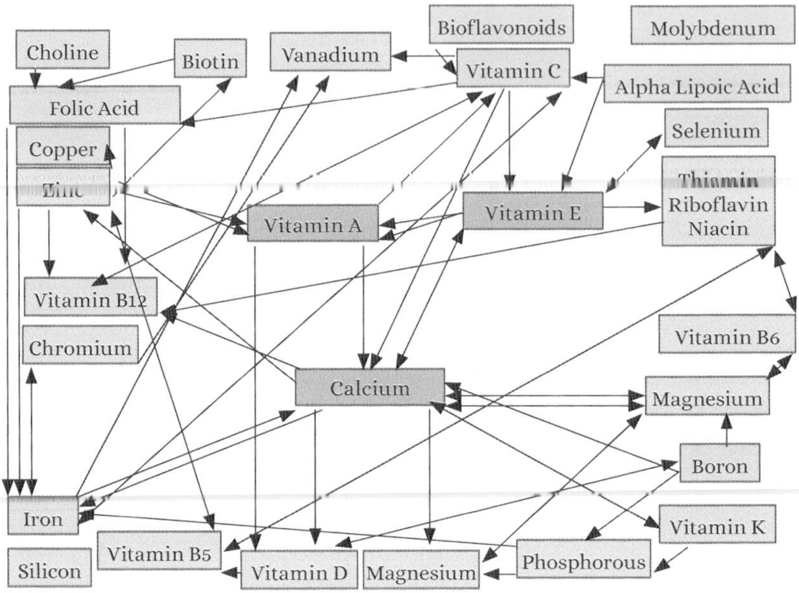

Komplexe Kohlenhydrate

Kohlenhydrate sind allgegenwärtig als Bestandteil unseres Organismus und im Stoffwechsel. Sie machen etwa 2/3 der Biomasse weltweit aus. Umgangssprachlich als Zucker bezeichnet, handelt es sich um mehr oder weniger komplexe Makromoleküle, die aus Kohlenstoff (C), Wasserstoff (H) und Sauerstoff (O) bestehen. Sie sind der wichtigste Energielieferant für alle Stoffwechselvorgänge im Organismus, die in Form von Einfachzuckern (Monosaccharide) am schnellsten zur Verfügung gestellt werden können.

Aber nicht nur für unsere Ernährung sind Kohlenhydrate von Bedeutung. Komplexe Zuckerverbindungen (Polysaccharide) haben, oft in Verbindung mit Proteinen, vielerlei wichtige Funktionen im Organismus. Sie spielen eine Rolle bei der Zellkommunikation, dem Zusammenhalt von Zellen und Geweben, stärken das Immunsystem und fördern die Verdauung. Manche sind in der Lage, schädliche Substanzen wie z.B. Cholesterin zu binden.

Der wohl bedeutendste in *Aloe vera* enthaltene Wirkstoff ist das **Acemannan** aus der Gruppe der Mucopolysaccharide. Diese Substanz ist es, die für die Heilkraft der *Aloe vera* massgeblich verantwortlich ist. Das Polysaccharid ist vor allem in Zellen und Geweben zu finden, die eine stützende Funktion haben, einschliesslich der Haut, Gefässwänden, Sehnen, Gelenken, Knorpel, Bändern und des Grundgerüsts der Knochen. Studien chinesischer Wissenschaftler haben zweifelsfrei bewiesen, dass Acemannan die Wundheilung der Haut fördert, indem es die Zellteilung und das Zellwachstum aktiviert. Chilenische Forscher wiesen nach, dass Acemannan präbiotische Eigenschaften aufweist und sich damit positiv auf die Darmflora auswirkt. Auch wird in den USA untersucht, ob Acemannan zum Kampf gegen Krebszellen eingesetzt werden kann. Daneben unterstützt es das Immunsystem und hat eine antivirale, antibakterielle und antimykotische Wirkung. Aktuell ist Acemannan weltweit Gegenstand vieler wissenschaftlicher Studien. Neben dem Multitalent Acemannan enthält *Aloe vera* noch 12 weitere bioaktive Polysaccharide. Polysaccharide sind auch verantwortlich für die schleimartige Konsistenz des Gels.

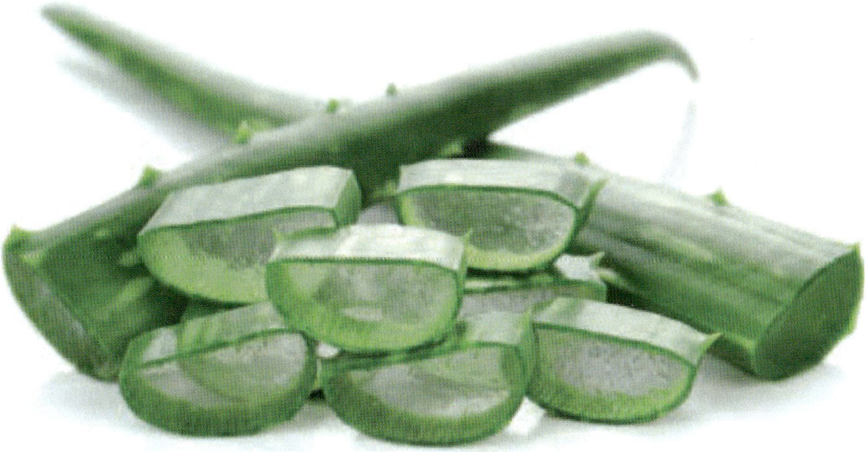

Lebenswichtige Aminosäuren

Aminosäuren sind die Grundbausteine alles Lebendigen. Aus ihnen setzen sich die komplexen Eiweissverbindungen zusammen, die in unserem Organismus lebenswichtige Funktionen ausüben. Beispiele hierfür sind Enzyme, Kollagene, Antikörper, Muskeln, Hämoglobin, Hormone und viele mehr. Auch unser Körper besteht in grossen Teilen aus Proteinen.
Diese zum Teil hochkomplexen Eiweiss-Substanzen synthetisiert der Körper aus nur 20 Bausteinen, den Aminosäuren. Die Bauanleitung ist in unserer Erbsubstanz, der DNA, codiert.
Die meisten dieser 20 Aminosäuren kann der Körper selber herstellen, einige jedoch, die essentiellen Aminosäuren, müssen über die Nahrung zugeführt werden. Fehlen diese lebenswichtigen Bausteine längerfristig, sind gravierende Mangelerscheinungen die Folge.
Auch mit Blick auf **essentielle Aminosäuren** hat *Aloe vera* einiges zu bieten: sie enthält gleich sieben der acht lebensnotwendigen Proteinbausteine. Hinzu kommen noch eine Reihe anderer, nicht essenzieller Aminosäuren, die den Organismus positiv unterstützen. Damit ist sie ein wertvolles Nahrungsergänzungsmittel.

Unverzichtbare Enzyme

Enzyme sind Bio-Katalysatoren, Proteine, die nahezu jede biochemische Reaktion im Körper kontrollieren, in Gang setzen oder beschleunigen und selber unverändert wieder aus dieser Reaktion hervorgehen.
Sie sind in der Lage, Stoffe ab-, um- oder aufzubauen. Sie sorgen auch dafür, dass Nährstoffe überhaupt eine Wirkung im Organismus entfalten bzw. aufgenommen werden können. Enzyme sind also massgeblich an vielen Vorgängen im Körper beteiligt und steuern lebenswichtigen Prozesse wie die Verdauung, den Stoffwechsel und die Proteinbiosynthese. Dabei arbeiten Enzyme hocheffizient. Jedes Enzym ist auf einen ganz bestimmten Schritt in einer Kette biochemischer Reaktionen oder auf einen Stoff spezialisiert. Sie wirken also hochspezifisch und katalysieren exakt nur eine von vielen möglichen Reaktionen innerhalb eines komplexen Stoffwechselprozesses.
Aloe vera verfügt über eine stattliche Anzahl unterschiedlicher Enzyme. Im Gel finden sich neben anderen Amylasen, Phosphatasen und Lipasen. Diese Enzyme ermöglichen die Aufnahme und Verdauung von Zucker, Eiweiss und Fett aus der Nahrung. Andere helfen, freie

Radikale zu zerstören, sind also Antioxidantien. Freie Radikale können eine schädliche Wirkung im Organismus ausüben und werden u.a. für vorzeitige Alterungsprozesse verantwortlich gemacht.

Vitalisierende Vitamine

Vitamine benötigt der Körper für viele lebenswichtige Funktionen. Er kann sie jedoch nicht selber herstellen, und muss sie deshalb über die Nahrung zuführen.
Aloe vera ist in puncto Vitamingehalt zwar nicht mit Vitaminbomben wie Sanddorn oder Hagebutten vergleichbar, doch für den oben beschriebenen Synergieeffekt sind auch geringe Mengen an Vitamin unerlässlich für die ganzheitliche Wirkung aller Inhaltsstoffe.
Aloe vera enthält die Vitamine A, C und E, dazu Vitamine des B-Komplexes (B1, B2, B6 und B12), Folsäure und Niacin. Diese erfüllen wichtige Funktionen im Organismus:
Vitamin A spielt eine Rolle bei der Erhaltung der Sehkraft und unterstützt die Regenerationsfähigkeit der Haut.
Vitamin C stärkt das Immunsystem, schützt vor Infektionen wie Erkältungen, wirkt als Radikalfänger und stärkt das Bindegewebe. Auch bei der Bildung von Knochen, Zähnen, Blut und Hormonen spielt es eine Rolle.
Besonders geschätzt ist **Vitamin E** oder Tocopherol. Hervorzuheben ist seine antioxidative Wirkung. Es schützt also die Zellen und das Gewebe vor freien Radikalen und bremst den Alterungsprozess. Daneben hemmt es Entzündungsprozesse im Körper, besonders in den Gelenken, und stärkt das Immunsystem.
Bei den Vitaminen der **B-Gruppe** handelt es sich um völlig unterschiedliche Substanzen mit entsprechend breitem Wirkungsspektrum. Sie üben im Stoffwechsel und im Nervensystem eine Vielzahl von Funktionen aus. Zum Vitamin B-Komplex gehören insgesamt acht Vitamine.
Vitamin B1 (Thiamin) wird im Kohlenhydratstoffwechsel und damit für den Energiehaushalt benötigt. Auch ist es unverzichtbar für die Funktion der Schilddrüse und der Nerven.
Vitamin B2 (Riboflavin) ist das im Körper am häufigsten anzutreffende Vitamin. Es kommt in nahezu allen Zellen vor und spielt eine zentrale Rolle in vielen Stoffwechselvorgängen. Beispiele sind die Synthese von Adrenalin und Glycogen, die Bildung roter Blutkörperchen, der Stoffwechsel von Kohlenhydraten, Eiweiss und Fetten, die Entgiftung

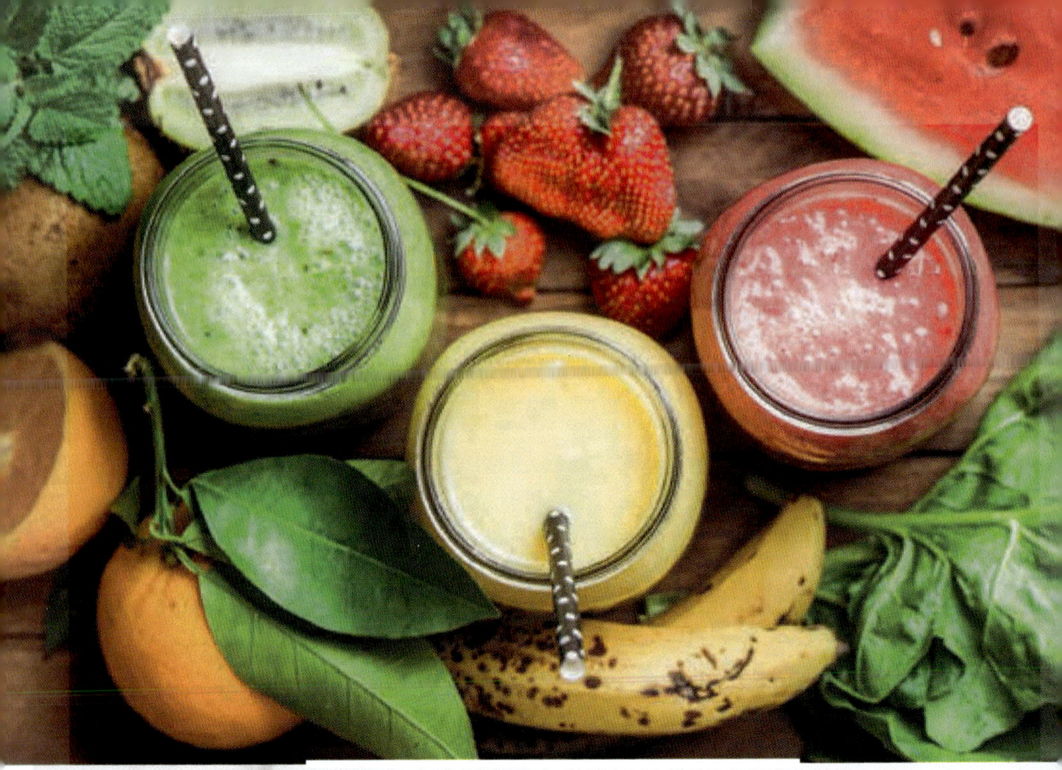

des Organismus, aber auch bei der Biosynthese und Aktivierung anderer Vitamine. Insbesondere stärkt es das Immunsystem.

Vitamin B6 (Pyridoxin) spielt eine wichtige Rolle u.a. im Eiweissstoffwechsel und bei der Regulierung des Wasserhaushalts. Es unterstützt den Körper bei der Signalübertragung zwischen den Nervenzellen. Allgemein schützt es die Nerven vor Schädigungen. Auch die Bildung von Hormonen, roten Blutkörperchen und Zellen des Immunsystems zählen zu seinen Wirkungsbereichen.

Vitamin B12 (Cobalmin) ist von seiner Struktur das grösste und komplexeste aller Vitamine. Es ist an vielen wichtigen Stoffwechselschritten beteiligt, so der Synthese von Fettsäuren, Aminosäuren und Nukleinsäuren (DNA). Damit es vom Körper aufgenommen werden kann, muss Cobalmin an ein Transportprotein gekoppelt werden (intrinsic factor), der es durch die Dünndarmwand schleust. Im Gegensatz zu allen anderen Vitaminen ist es überwiegend in tierischen Lebensmitteln enthalten, in Pflanzen kommt es nur in Spuren vor. Daher ist die Ergänzung einer veganen Lebensweise mit *Aloe vera* empfehlenswert.

Folsäure ist ebenfalls ein Vitamin aus der B-Gruppe und wird auch als Vitamin B9 bezeichnet. Sie ist ein wahrer Alleskönner unter den Vitaminen, fördert die Hirnleistung, spielt bei Wachstumsprozessen eine wichtige Rolle, fördert die Zellteilung und stärkt das Rückenmark. Letzteres ist besonders in der embryonalen und frühkindlichen Entwicklung von Bedeutung.
Folsäure hilft Depressionen lindern, reduziert das Risiko von Schlaganfällen, da es die Verkalkung von Arterien verhindert, und senkt das Krebsrisiko.
Eine ausreichende Zufuhr von Folsäure kann die Allergie- und Asthmaneigung reduzieren. Und letztendlich fördert sie die Regenerationsfähigkeit der Haut.
Niacin oder Nicotinsäure ist kein Vitamin im strengeren Sinne und kann vom Körper in der Leber selbst synthetisiert werden. Es spielt eine Rolle als Baustein zweier Co-Enzyme, die helfen, Energie für den Stoffwechsel zu gewinnen und bereit zu stellen. Auch ist Niacin bei den Vorgängen der Zellteilung beteiligt. Damit spielt es eine Rolle bei allen regenerativen Prozessen des Körpers, sei es der Haut, der Nerven oder der DNA. Niacin findet sich in allen lebenden Zellen des Körpers.

Mineralstoffe und Spurenelemente

Der Körper braucht Mineralstoffe und Spurenelemente, damit wichtige Stoffwechselvorgänge reibungslos ablaufen können. Es sind lebenswichtige anorganische Nährstoffe, die keine Energie liefern, aber für viele Funktionen im Körper unentbehrlich sind und die er nicht selber herstellen kann.
Je nach Mengenbedarf unterscheidet man zwischen Mengenelementen und Spurenelementen. Von den Mengenelementen wie Natrium, Chlorid, Phosphor, Calcium oder Magnesium müssen wir täglich mindestens 50 mg bis zu mehreren Gramm aufnehmen, von den Spurenelementen reichen weniger als 50 mg/Tag und zum Teil winzigste Mengen. Beispiele sind Jod, Flourid, Eisen, Zink, Kupfer, Mangan u.a.
Um gesund zu bleiben, sollten dem Körper täglich Mineralstoffe zugeführt werden. Ein Mangel über längere Zeit kann eine Beeinträchtigung der Gesundheit zur Folge haben und sogar ernsthafte gesundheitliche Störungen nach sich ziehen. Das reicht von Konzentrationsstörungen, Müdigkeit und Hautproblemen bis hin zu einer Blutarmut (Anämie), Herzrhythmusstörungen oder Osteoporose.

Der positive Einfluss von *Aloe vera* auf unsere Gesundheit ist letztendlich auch auf den Gehalt an folgenden Mineralstoffen zurückzuführen:

Eisen ist ein lebensnotwendiges Spurenelement und besonders wichtig für die Bildung des Hämoglobin, Hauptbestandteil der roten Blutkörperchen. Hämoglobin ist verantwortlich für den Transport von Sauerstoff im Blut. Ein Mangel führt u.a. zu Blässe, Müdigkeit und Konzentrationsstörungen.

Calcium ist einer der wichtigsten Mineralstoffe für unseren Körper. Es ist unentbehrlich für Knochen und Zähne, unterstützt die Nerventätigkeit und das Immunsystem und spielt eine Rolle bei der Blutgerinnung. Muskelschwäche, Haarausfall brüchige Nägel und im schlimmsten Fall Herzrhythmusstörungen sind typische Mangelerscheinungen. Lang anhaltender Mangel an Calcium kann zu Osteoporose führen, da der Körper sich bei einem Calciummangel der Vorräte in den Knochen bedient.

Magnesium ist in über 300 Enzymen nachweisbar. Es gibt kaum einen Prozess im Körper, an dem es nicht in irgendeiner Form beteiligt ist. Magnesium beruhigt Muskeln und Nerven, was seine entspannende und krampflösende Wirkung erklärt. Bei einem Mangel kann es zu Verdauungsbeschwerden bis hin zu Herzrhythmusstörungen kommen. Ein anderer Hinweis auf einen Mangel sind Muskelverspannungen, Muskelkrämpfe und Kopfschmerzen. Es wird auch als das „Anti-Stress-Mineral" bezeichnet.

Mangan schützt den Körper vor oxidativem Stress und ist wichtig für die Knochen und das Bindegewebe. Es ist einerseits Bestandteil wichtiger Enzyme, andererseits aktiviert der Stoff Enzyme im Körper. So ist Mangan beispielsweise für die Insulinproduktion der Bauchspeicheldrüse erforderlich. Weiterhin spielt es eine Rolle bei der Blutgerinnung, dem Aufbau von Kollagen, der Regulierung des Cholesterinspiegels, dem Abbau von Histamin und der Bildung von Sexualhormonen. Ein Mangel zeigt sich an zunächst harmlosen Symptomen wie dem Ergrauen der Haare bis hin zu gravierenden Wachstumsstörungen, Blutgerinnungsstörungen, Muskelzuckungen und schlimmstenfalls Störungen des zentralen Nervensystems.

Viele Funktionen des Hormon- und Immunsystems wären ohne **Selen** nicht möglich. Im Körper liegt Selen meist in Verbindung mit Eiweiss-

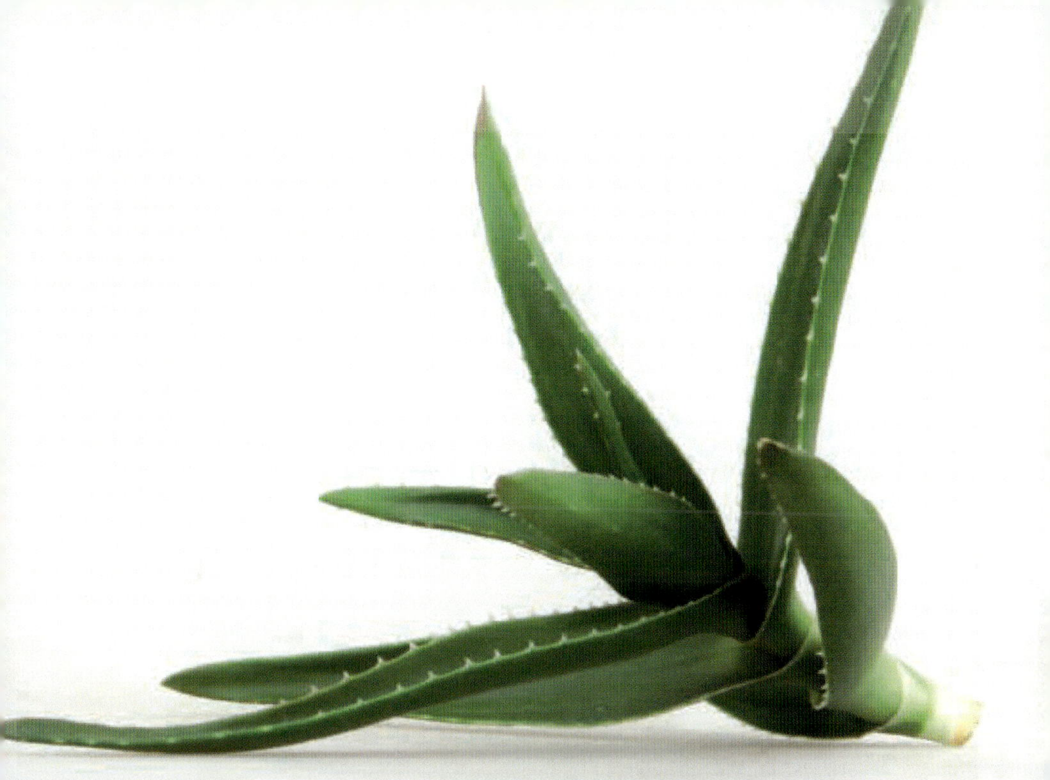

stoffen vor, den Selenoproteinen. Diese erfüllen im Körper wichtige Funktionen wie beispielsweise die Aktivierung der Schilddrüsenhormone, dem Schutz der Zellen vor freien Radikalen, bei der Immunabwehr und Entzündungsprozessen. Ein Selenmangel kann sich in Anämie (Blutarmut), einer Schädigungen der Leber, Herzrhythmusstörungen und einer Schilddrüsenunterfunktion äussern. Besonders wichtig ist die ausreichende Versorgung von Kindern, die sich im Wachstum befinden. Ein Selenmangel kann Wachstumsverzögerungen zur Folge haben.

Auch **Zink** ist ein unverzichtbares Spurenelement. Es beeinflusst die Funktion von über 200 Enzymen. Entsprechend vielfältig wirkt es sich im Organismus aus. Es ist beteiligt an der Freisetzung von Neurotransmittern, an der Zellteilung und damit an regenerativen Prozessen im Körper. Aber auch die Immunabwehr benötigt Zink für ihre optimale Funktion. Nennenswert ist auch die Rolle, die Zink bei der Bildung von z.B. Schilddrüsenhormon und Insulin spielt. Auch wird es benötigt, um den Säure-Basen-Haushalt des Blutes zu regulieren.

Die Bedeutung des Zinks zeigt sich bei einem Mangel. Dieser kann zahlreiche Symptome nach sich ziehen. Die wichtigsten sind eine erhöhte Anfälligkeit für Infekte, Konzentrationsstörungen, entzündliche Hautveränderungen, Durchfall und depressive Verstimmungen bis hin zu Psychosen, um nur einige zu nennen.

Weitere, nicht näher vorgestellte, in *Aloe vera* enthaltene Mineralstoffe bzw. Spurenelemente sind Chrom, Kalium, Kupfer und Natrium.

Sekundäre Pflanzenstoffe

Sekundäre Pflanzenstoffe werden von der Pflanze selber hergestellt. Sie sind für diese nicht lebensnotwendig, erfüllen aber zahlreiche wichtige Aufgaben. Sie sind es, die den Geschmack, den Geruch und andere spezielle Eigenschaften der Pflanze ausmachen. Oft werden Pflanzen nur wegen ihrer sekundären Pflanzenstoffe angebaut. Auch das Gel von *Aloe vera* enthält pharmakologisch wirksame Substanzen, die verschiedenen Stoffklassen zugeordnet werden können.

Ätherische Öle sind leicht flüchtige Substanzen, die für den aromatischen Duft vieler Pflanzen, wie z.B. dem von Lavendel oder Rosen, verantwortlich sind. Die in *Aloe vera* enthaltenen ätherischen Öle wirken antibakteriell und damit entzündungshemmend – Eigenschaften, für die *Aloe vera* ja schon seit Menschengedenken bekannt ist.

Ein anderer Bestandteil von *Aloe vera* ist **Lignin**, das wesentlich für die Stabilität von Pflanzen verantwortlich ist. Es dient als Ballaststoff der Anregung der Verdauung und kann in tiefere Hautschichten vordringen, wobei es Vitamine, Aminosäuren und Polysaccharide

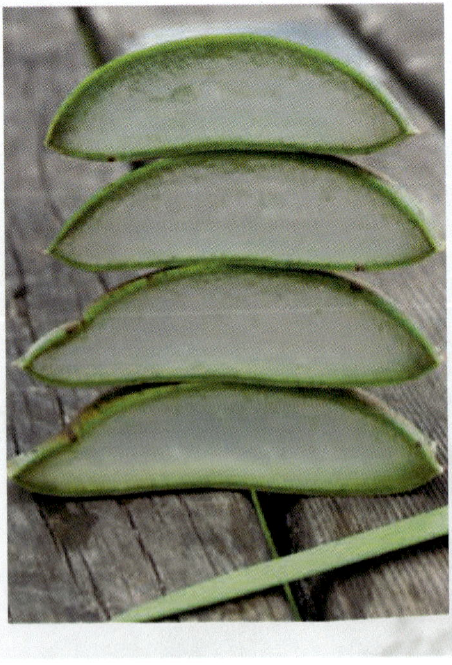

an sich bindet, die dann in der Haut eine Barriere gegen Wasserverlust bilden.

Eine bekannte in Aloe enthaltene Substanz ist die **Salicylsäure**. Bekannt wurde sie als Wirkstoff in Aspirin. Sie hat schmerzlindernde, fiebersenkende und entzündungshemmende Wirkung. Salicylsäure kann gut über die Haut absorbiert werden und wird auch bei Hautleiden wie Schuppenflechte, Hornhaut, Warzen, Akne oder Hühneraugen eingesetzt.

Saponine gehören ebenfalls zu den sekundären Pflanzenstoffen. Sie sind eine Gruppe von Stoffen, die chemisch nicht eindeutig definiert sind. Typisch ist, dass sie beim Schütteln in Wasser gelöst und beim Kochen aufschäumen, wobei ein haltbarer Schaum entsteht, der eine fettlösliche Eigenschaft hat. Sie sind häufig Bestandteil kosmetischer Präparate sowie von Haut- und Haarreinigungsmitteln. Saponine machen ungefähr drei Prozent des *Aloe vera*-Gels aus. Viele haben antibiotische (gegen Bakterien) und fungizide (gegen Pilze) Eigenschaften. Geringe Dosen wirken zudem entzündungshemmend, harntreibend und hormonstimulierend. Bei Erkältungskrankheiten können Saponine z.B. dafür sorgen, dass Schleim schneller verflüssigt und abgehustet werden kann. Für die Pflanzen haben die Saponine meist eine schützende Eigenschaft. So wirken sie direkt als Abwehrstoffe, indem sie beispielsweise einen Befall mit Pilzen oder Insekten abzuwehren vermögen.

Anthraglykoside (Anthranoide) weisen ebenfalls eine antibakterielle und fungizide Wirkung auf. Ihr Vorkommen ist nur auf wenige Pflanzenfamilien beschränkt, in der Blattschale von *Aloe vera* kommen sie in geringer Dosierung vor. Sie haben eine abführende Wirkung und werden als Mittel bei Verstopfung und zur Darmentleerung eingesetzt.

Tannine, besser bekannt als Gerbstoffe, werden von Pflanzen produziert, um sich vor mikrobiellen Erregern oder gegen Tierfrass zu schützen. Sie sind von unangenehmem Geschmack und hinterlassen beim Verzehr ein pelziges Gefühl auf der Zunge und auf den Schleimhäuten. Tannine haben aber durchaus auch eine positive Wirkung auf die Gesundheit. Sie helfen bei Durchfall und kleineren Verletzungen von Blutgefässen. Auch wird ihnen eine Blutzucker senkende Wirkung nachgesagt. Ihre wichtigste Eigenschaft ist aber die antimikrobielle, das heisst, sie hemmen oder töten Mikroorganismen.

BLÄTTER KAUFEN & VERARBEITEN

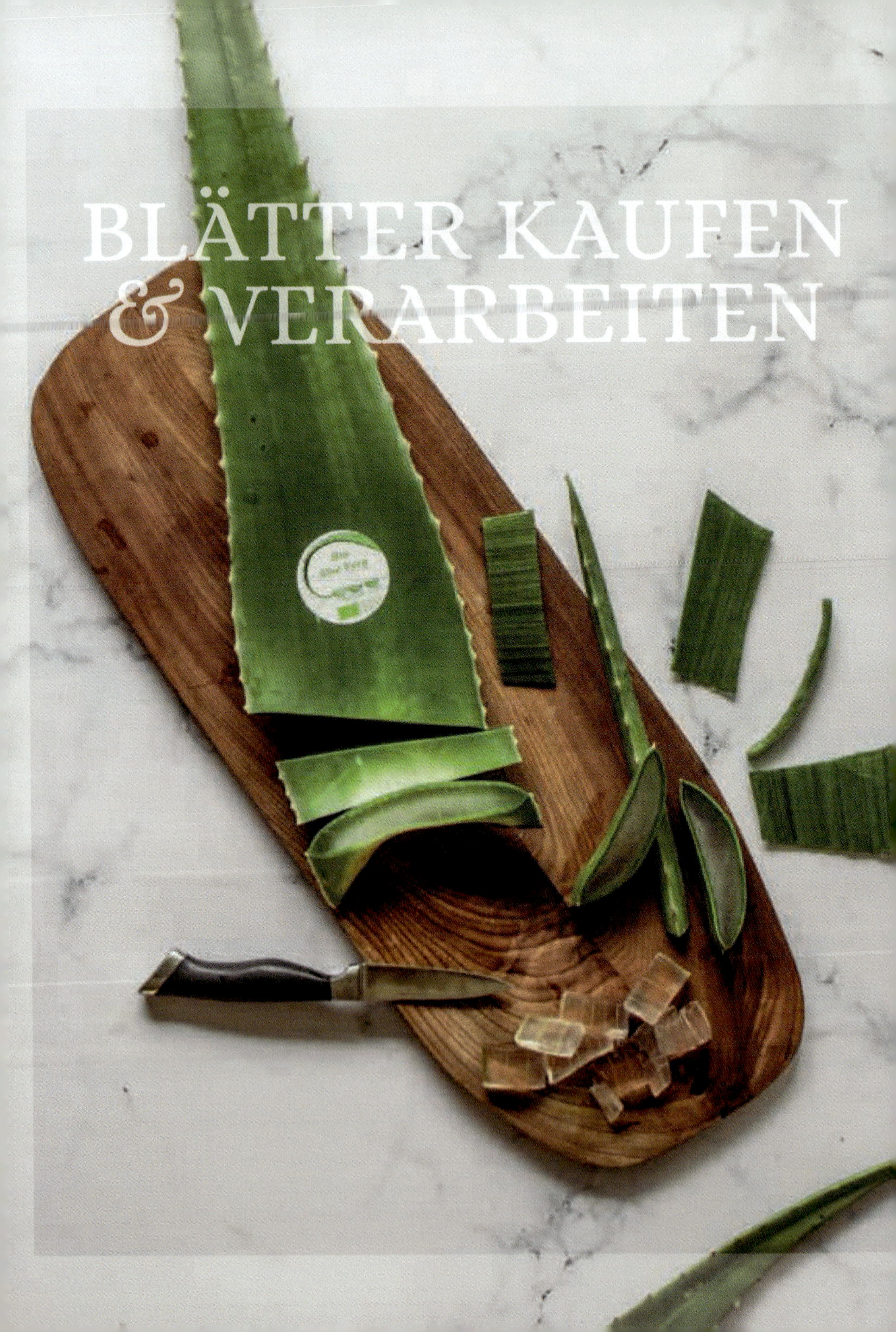

Der Blattaufbau

Schneidet man ein Blatt von *Aloe vera* durch, erkennt man im Querschnitt drei unterschiedliche Schichten, von denen jede einzelne andere Inhaltsstoffe birgt.
Die Blattrinde, das ist die ledrige grün-graue äussere Blattschicht, schützt die Pflanze vor Umwelteinflüssen aller Art. Unmittelbar darunter findet man eine hohe Konzentration an den wertvollen Inhaltsstoffen wie Polysacchariden, Proteinen und Vitaminen.
Die folgende, faserige Latexschicht ist von unzähligen Leitungsbahnen durchzogene. In diesen transportiert die Pflanze Flüssigkeit von der Wurzel bis in alle Blätter. Im Gewebe dieser Schicht befinden sich auch die Sekretzellen. Sie sondern einen gelblichen, bitter schmeckenden Saft ab, der die Pflanze vor gefrässigen Insekten und anderen Tieren schützt. Der Grund für den bitteren Geschmack ist Aloin, das in grösseren Mengen genossen einen abführenden Effekt haben kann.
Der grösste Teil des Blattinneren wird vom Blattmark, einem durchsichtigen, schleimigen Gel ausgefüllt. Hier speichert die Pflanze ihre Wasservorräte. Das Gel besteht zu 96 % aus Wasser, in den verbleibenden 4 % finden wir die begehrten entzündungshemmenden, wundheilenden und stoffwechselstimulierenden Wirkstoffe.

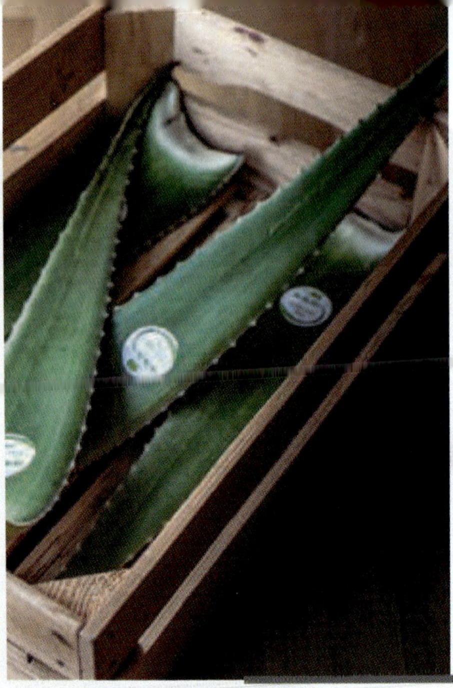

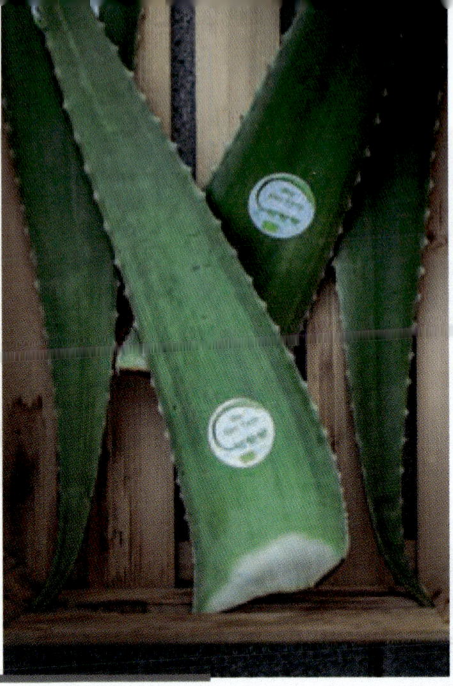

Worauf muss ich beim

Kauf achten

Die Blätter von *Aloe vera* sind mittlerweile im Angebot vieler Märkte zu finden. Doch lassen Sie sich nicht zu schnell zum Kauf verführen. Entscheidend für den Gehalt und die Konzentration der wertvollen Inhaltsstoffe ist die Herkunft der Pflanze. Sie müssen mindestens vier Jahre bei ausreichend Sonne und in biologischer Landwirtschaft gewachsen sein, damit sie sich für den Gebrauch zu Heilzwecken eignen. Nur dann ist gewährleistet, dass die Konzentration der enthaltenen Inhaltsstoffe hoch genug ist. Pflanzen, die in Treibhäusern gezogen wurden, weisen einen zu niedrigen Wirkstoffgehalt auf.

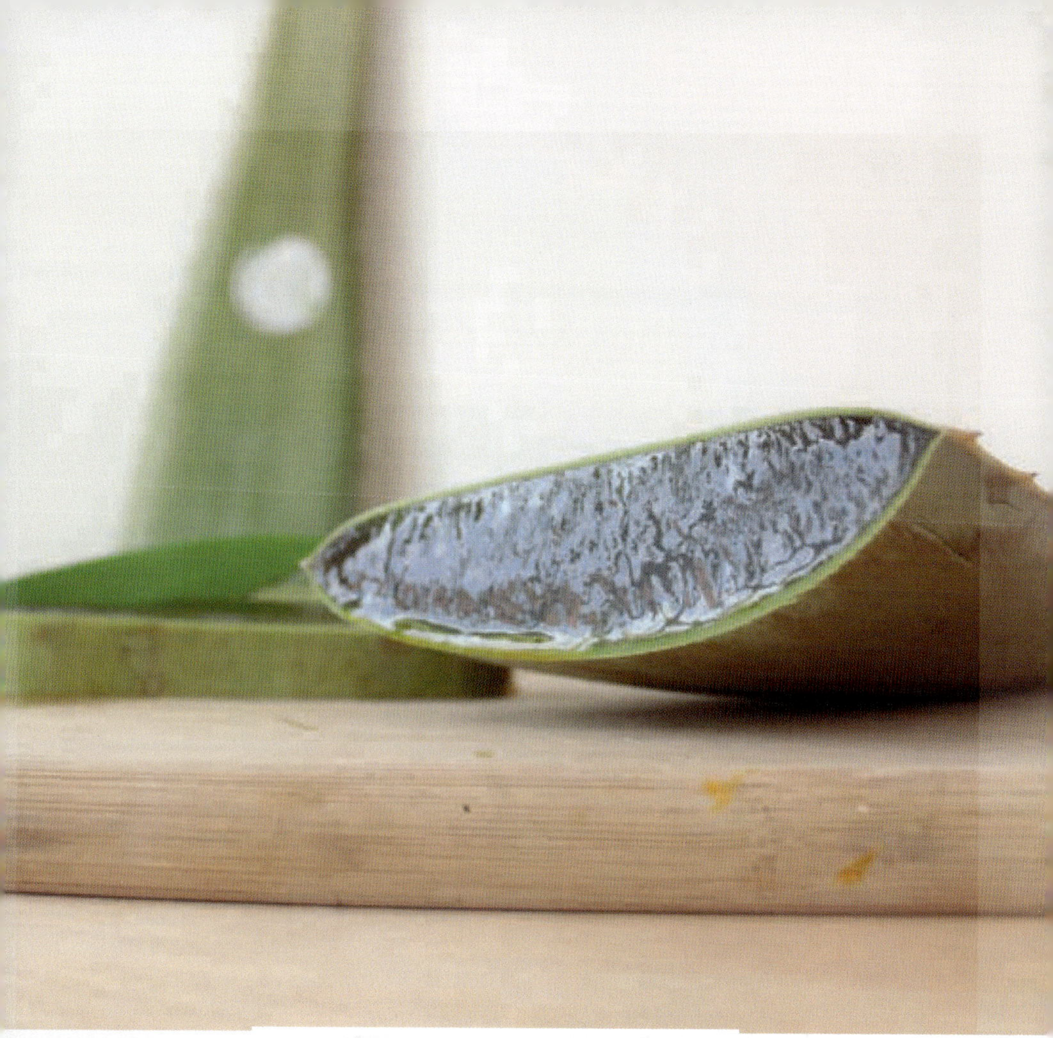

Frische Blätter lagern

Ein frisches, intaktes Blatt von *Aloe vera* hält sich etwa vier bis sechs Wochen. Am besten lagert man es zwischen 5 °C und 20 °C an einem trockenen, gut gelüfteten und vor Sonne geschütztem Ort.

Einmal angeschnitten, sollte es kühl gelagert werden, z.B. im Gemüsefach des Kühlschranks. Die Schnittstelle wickeln Sie am besten mit Frischhaltefolie ein oder Sie benutzen eine entsprechend grosse Frischhaltedose.

Aloe vera-Saft **herstellen**

Für alle folgenden Zubereitungen von *Aloe vera* verwenden wir das Gel aus dem Inneren der Blätter. Um an dieses zu gelangen, gehen Sie wie folgt vor:

1. Trennen Sie mit einem scharfen Messer zunächst die Basis des Blattes ab. Dabei tritt eine gelbe Flüssigkeit aus, das Aloin.
2. Als nächstes schneiden Sie den gezackten Rand des Blattes rundherum ab.
3. Nun drücken Sie das Blatt leicht mit der flachen Hand auf ein Brett und nehmen mit einem langen scharfen Messer vorsichtig die obere Hautschicht der Länge nach ab. Das Gel kommt zum Vorschein.
4. Drehen Sie das Blatt um und wiederholen Sie den Vorgang auf der anderen Seite.
5. Nun waschen Sie das Gel mit reichlich Wasser aus, um das bittere Aloin zu entfernen. Das Gel ist jetzt bereit für die weitere Verarbeitung.
6. Schneiden Sie das Gel in Stücke.
7. Geben Sie die Stücke in einen Mixer und mischen alles gut durch, bis eine homogene, zähflüssige Masse entstanden ist, der Aloe-Saft.
8. Geben Sie einige Spritzer Zitronensaft dazu und stellen sie alles in den Kühlschrank. In dieser Form können Sie den Saft etwa vier Tage aufbewahren.

Statt es zu Saft zu verarbeiten, lässt sich das Gel nach dem Waschen auch in kleine, mundgerechte Stücke schneiden und im Kühlschrank aufbewahren.
Das Gel lässt sich in Würfelform auch problemlos portionsweise einfrieren. So haben Sie es jederzeit vorrätig. Sie können diese Würfel gefroren zu Smoothies in den Mixer geben.

1

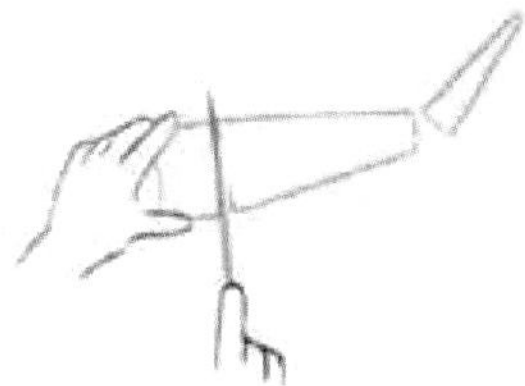

Schneide die Basis des Blattes ab

2

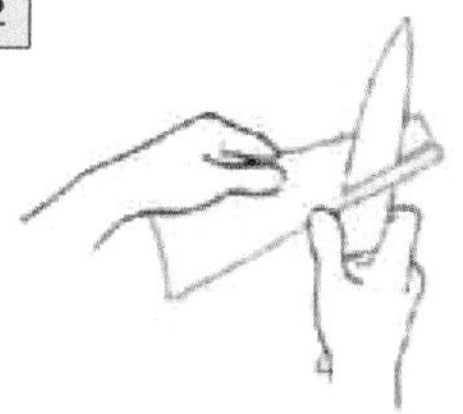

Entferne vorsichtig die Spitzen des Blattrandes

3

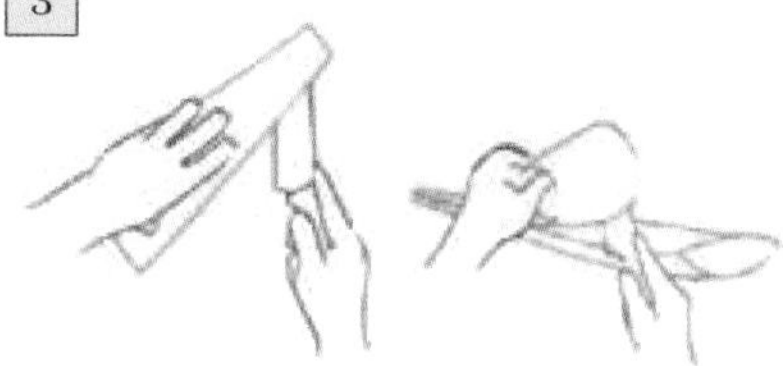

Entferne die Schale wie ein Filet

4

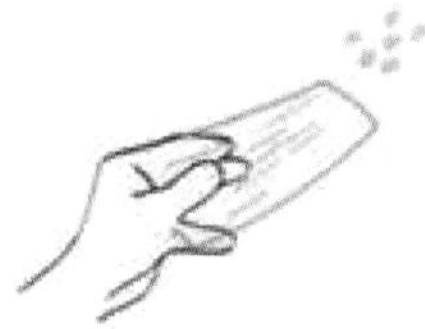

Wasche das Gel mit reichlich Wasser,
um das bittere Aloin zu entfernen

5

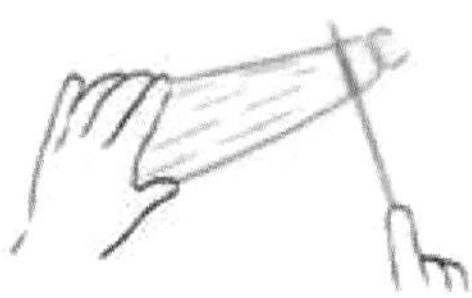

Schneide das Gel in kleine Stücke

6

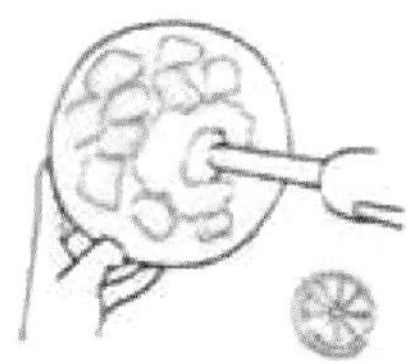

Mixe das Gel

7

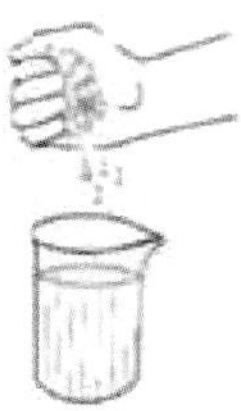

Zur Konservierung,
füge etwas Zitronensaft hinzu

Wertvolle Blattrinde

Werfen Sie die grüne Rinde nicht einfach weg. Wie gesagt, befindet sich unmittelbar darunter ein Grossteil der wertvollen Inhaltsstoffe. Lassen Sie vor dem Gebrauch aber erst das Aloin austreten.
Das Aloin befindet sich in den Kanälen der inneren grünen Hautschicht. Beim Anschneiden des Blatts tritt es aus diesen Kanälen aus. Stellen Sie vor Verwendung der Blattstücke sicher, dass alles Aloin ausgetreten ist. Helfen Sie mit leichtem Druck nach und spülen Sie das Blattstück noch einmal unter fließendem Wasser ab.
Schneiden Sie die ledrige Haut in Stücke, das an ihrer Innenseite anhaftende Gel kann so auf der Haut verteilt und eingerieben werden. Es hilft bei Hautreizungen aller Art sowie bei Verbrennungen und kleineren Verletzungen. Aber auch als Deodorant und vor und nach einer Rasur auf die Haut aufgetragen und sogar als Rasierseife lässt es sich gut verwenden. Es befeuchtet die Haut und macht sie glatt, so dass man hautnah rasieren kann. Tattoos macht es leuchtend und attraktiv. Gekühlt entfaltet die Rinde auf der Haut eine angenehme Wirkung, besonders bei Insektenstichen oder Sonnenbrand.

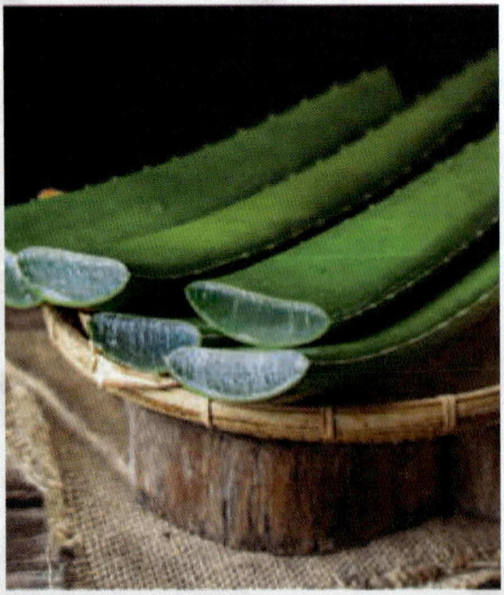

Wichtig!

Das in *Aloe vera* enthaltene Aloin kann eine abführende Wirkung haben. Als weitere Nebenwirkung können selten Allergien auftreten. Es wird entsprechend empfohlen, das Gel auf dem Unterarm zu testen. Wenn sich nach 20-30 Minuten keine Reaktion zeigt, können Sie das Produkt bedenkenlos anwenden. Sollte eine Rötung auftreten, waschen Sie die betroffene Stelle mit Wasser und einer milden Seife.
Es wird daher empfohlen, für den normalen Gebrauch, beispielsweise einer 21tägigen Trinkkur, nicht mehr als 50 g des Gels/Tag zu verzehren. Im Falle einer akuten Erkrankung können Sie für eine begrenzte Zeit bis zu 200 g/Tag zu sich nehmen.

Aloe vera
haltbar machen

Benötigen Sie nur ein kleines Stück vom Blatt, schneiden Sie einfach soviel ab wie Sie brauchen. Die Schnittwunde am Blatt schliesst sich nach 1-2 Wochen von alleine. Bewahren Sie das Blatt dazu an einem gut gelüfteten Ort auf.
Wenn Sie gleich das ganze Blatt zu Saft verarbeiten wollen, gehen Sie wie folgt vor:
Der heilsame Saft lässt sich auf viele verschiedene Arten haltbar machen. Für den Hausgebrauch besonders gut geeignet ist das **Einfrieren.** Das in einem Eiswürfelbehälter gefrorene Gel eignet sich bestens als Zugabe zu Smoothies. Gefroren hält es sich etwa ein Jahr.

Für eine kürzere Aufbewahrung eignen sich andere übliche Konservierungsverfahren:

Haltbar machen für **einige Tage**:
Geben Sie zu 500 ml Aloe-Gel den Saft einer Zitrone und mixen alles mit 200 ml Honig. So hält es sich bei kühler Aufbewahrung zwei bis drei Tage.

Haltbar machen für **einige Wochen**:
Mixen Sie 500 ml Aloe-Gel mit 200 ml Honig oder Agavendicksaft und etwa 20 ml hochprozentigem Alkohol wie Catchaça. So hält er sich bis zu zwei Wochen.

Haltbar machen für **mehrere Monate**:
Hierfür verwenden wir natürliche Konservierungsmittel. Sie können beispielsweise 100 ml Saft mit 1 g Zitronensäure und 2 g Ascorbinsäure gut vermischen. So hält er sich bis zu zwei Monaten.

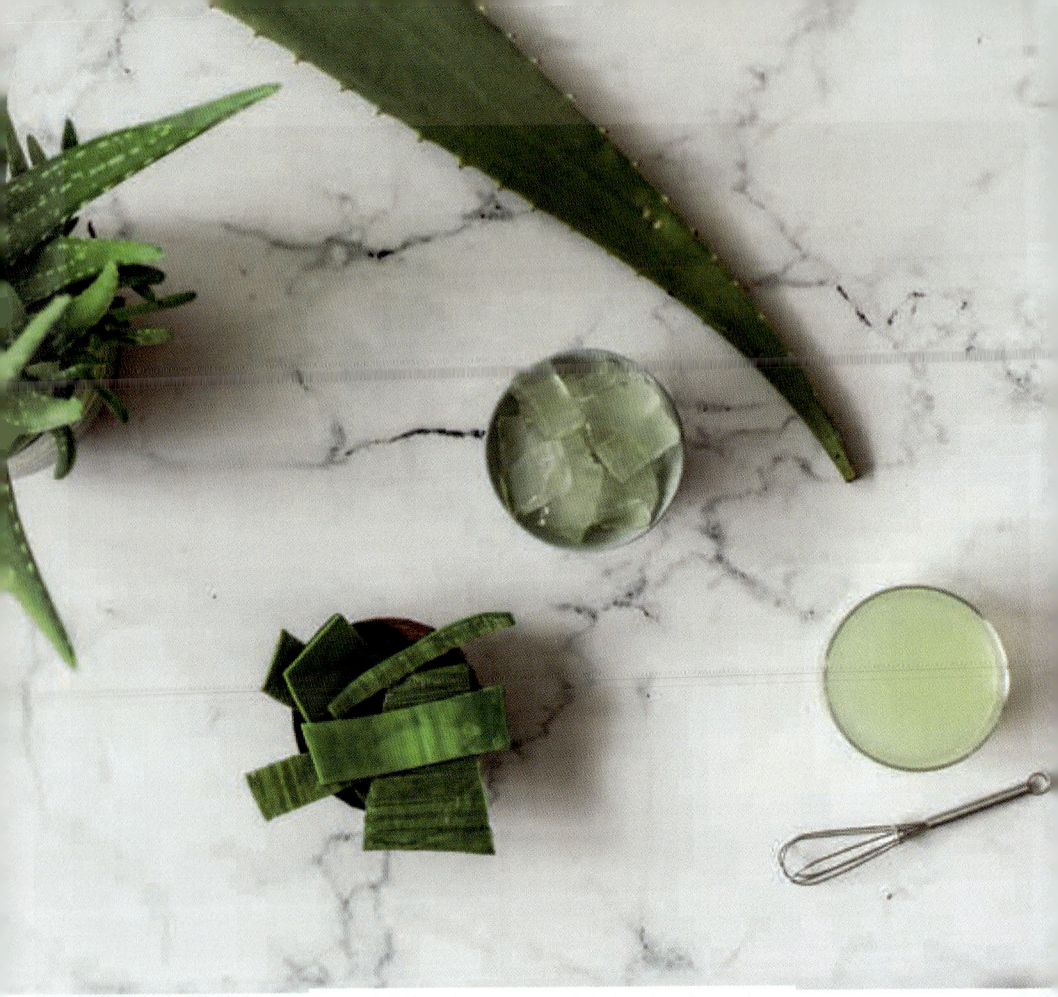

Haltbar machen für kosmetische Zwecke

Soll der Saft von *Aloe vera* für kosmetische Zwecke genutzt werden, stehen Mittel zur Verfügung, welche die Haltbarkeit selbst angefertigter Cremes verlängern.

Cosgard oder Biogard 221

Cosgard ist ein in der Naturkosmetik verwendetes Konservierungsmittel (siehe Bezugsquellen). Es ist synthetischen Ursprungs, aber eines der wenigen Konservierungsmittel, das von Ecocert, einer der grössten Bio-Zertifizierungsorganisationen weltweit, zugelassen ist. Es eignet

sich für eine milde, aber wirksame Konservierung kosmetischer Mittel, die, wie das Gel von *Aloe vera*, eine wässerige Phase enthalten.
Die Anwendung ist denkbar einfach. Man bringt alle Zutaten auf Raumtemperatur (unterhalb von 40 °C), dann rührt man auf 10 ml Flüssigphase 1-2 Tropfen Cosgard ein. Mit einem Tropfen des Konservierungsmittels ist die Creme bis zu sechs Monate haltbar, mit zwei Tropfen bis zu 12 Monate.

Leucidal

Leucidal ist ein 100 % natürliches Produkt. Es basiert auf probiotischen Kulturen, die durch die Fermentation von Milchsäurebakterien (Lactobacillus) hergestellt warden. Lactobacillen sind Mikroorganismen, die für die Konservierung von z.B. Gurken, Mohrrüben, Sellerie und anderen Gemüsen zum Einsatz kommen. Die bekanntesten fermentierten Lebensmittel sind Sauerkraut und Kimchi, ein in Korea beliebtes Nahrungsmittel. Wie viele andere Mitglieder aus der Familie der Milchsäurebakterien ist Lactobacillus fähig, das Wachstum von anderen Mikroorganismen zu beschränken, indem es seine Umgebung ansäuert.

Die Fähigkeit von Leucidal, das Wachstum einer Vielzahl von Bakterien und Pilzen zu hemmen, macht diesen Konservierungsstoff zu einer Alternative für Naturkosmetikprodukte, die keinerlei synthetische Inhaltsstoffe aufweisen sollen – auch nicht solche, die von Ecocert zertifiziert und in der Naturkosmetik zugelassen sind. Leucidal verwendet man in einer Konzentration von ca. 4-9 Tropfen auf 10 g Produkt (siehe Bezugsquellennachweis).

Vitamin E

Zubereitungen, die Öl enthalten, sollten mit Vitamin E konserviert werden. In der Kosmetik gilt Vitamin E als Allround-Vitamin zur Körperpflege und ist besonders hautpflegend. Der gesunde Zusatzstoff verbessert nebenbei die Haltbarkeit einer Creme auf natürliche Weise da es verhindert, dass in ihr enthaltene Öle ranzig werden. Geben Sie dazu bezogen auf die Gesamtmenge Creme 2-3 % Vitamin E in das fertige Endprodukt. Vitamin E verlängert auch die Haltbarkeit von Bade- und Massageölen.

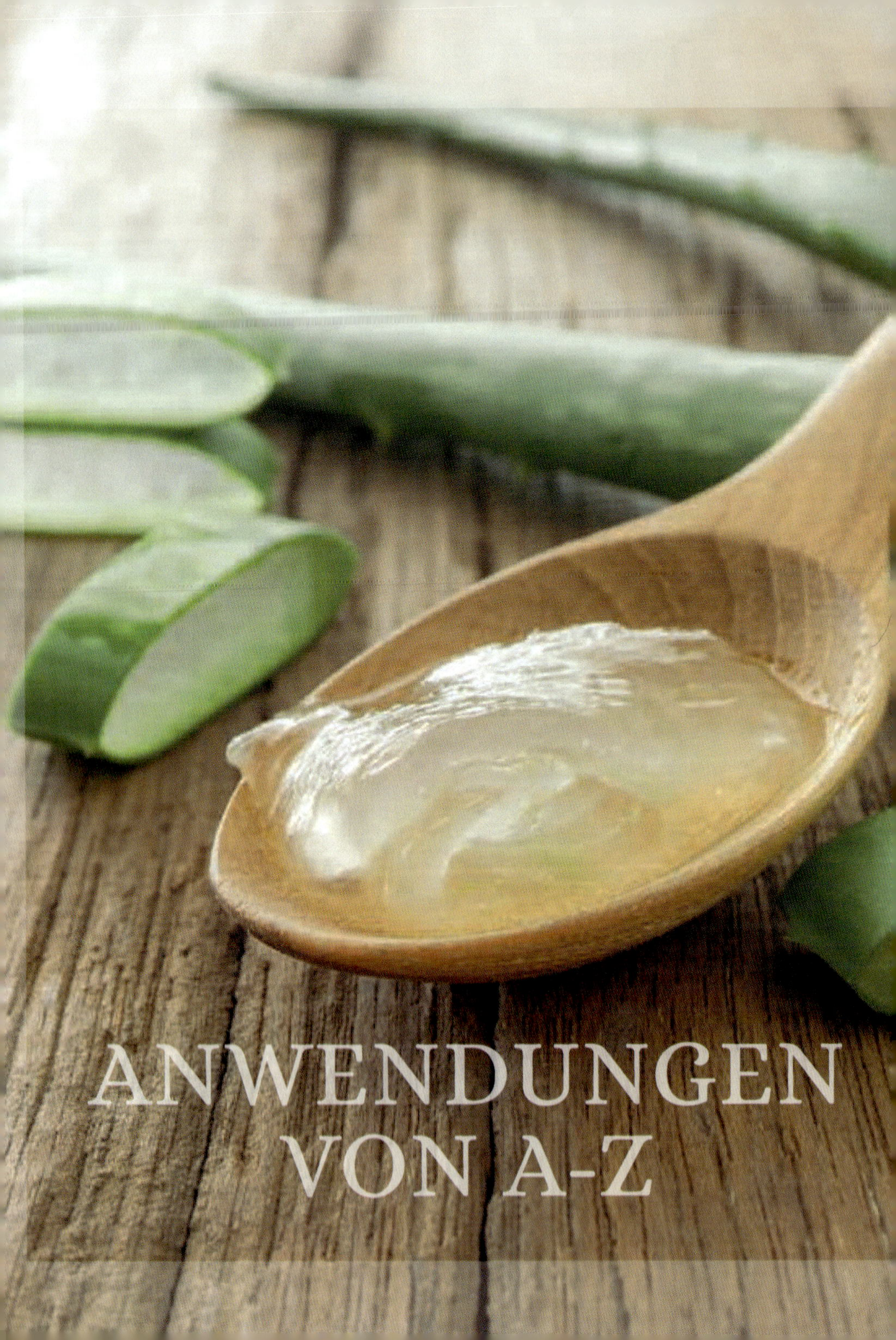

ANWENDUNGEN VON A-Z

Multitalent **Aloe vera**

Eine Pflanzen, viele Anwendungsbereiche. *Aloe vera* gilt geradezu als Wundermittel für Haut, Haare und den ganzen Körper. Besonders die Haut profitiert von dem einzigartigen Mix der Vitalstoffe und Vitamine.

Akne

Akne ist eine Erkrankung der Talgdrüsen der Haut. Die Folge ist Pickelbildung mit Entzündungen. Tragen Sie das Gel oder das Blattmark frisch angeschnittener Blätter mehrmals täglich auf die betroffenen Stellen auf. Es hat eine desinfizierende Wirkung, gleichzeitig wird der Juckreiz gelindert. Durch das geringere Bedürfnis sich zu kratzen, kann die Akne schneller abheilen, ohne dass Entzündungen oder unschöne Narben riskiert werden. Eine Trinkkur (siehe Seite 60) parallel zur äusseren Anwendung erhöht den Heilungserfolg.

Allergien

Allergien können vielfältige Ursachen haben. Oft geht eine allergische Reaktion einher mit einem geschwächten Immunsystem. Regelmässiges trinken des Safts von *Aloe vera* stärkt das Immunsystem. Es reichen zwei bis dreimal täglich 50-60 ml Aloe-Saft pur oder mit Fruchtsaft verdünnt.
Sie können das Gel auch direkt auf betroffene Hautpartien auftragen, allergische Hautreaktionen werden so gelindert. Tragen Sie den Saft so lange auf, bis sich der Zustand gebessert hat.

Arthritis und Arthrose

Arthritis ist eine schmerzhafte Entzündung der Gelenke, bei der Arthrose handelt es sich um eine degenerative Gelenkerkrankung. Reiben Sie die betroffenen Gelenke mehrmals täglich mit *Aloe vera*-Gel ein oder, wenn möglich, machen Sie Umschläge mit dem frischen Gel oder der Blattrinde, die sie über Nacht einwirken lassen.
Zweimal täglich 50-60 ml *Aloe vera*-Saft zur Nahrungsergänzung verstärkt den lindernden Effekt.

Blähungen

Blähungen deuten auf Probleme mit der Verdauung oder der Darmflora hin. In einem gewissen Rahmen sind sie harmlos, können sich aber störend bemerkbar machen und auch Schmerzen im Bauchbereich zur Folge haben. Bei akuten Blähungen hilft *Aloe vera*-Saft. Etwa 30 ml Saft pur oder verdünnt einmal in der Stunde getrunken helfen, die Blähungen in den Griff zu bekommen.

Candida

Candida ist die Bezeichnung für eine Gattung von Hefepilzen. Unter bestimmten Bedingungen können sie eine Erkrankung auslösen, beispielsweise bei einem geschwächten Immunsystem infolge anderer, schwerwiegender Erkrankungen.
Bei einer akuten Candida-Infektion trinken Sie bis zu fünfmal täglich 30 ml *Aloe vera*-Saft, um die Selbstheilungskräfte des Darms zu mobilisieren.
Filetieren Sie ein frisches *Aloe vera*-Blatt, zerteilen Sie das Mark in längliche Stücke und schieben Sie diese über Nacht wie ein Zäpfchen in den Anus ein. Das tötet die Pilze, die sich im Stuhl befinden.

Fusspilz

Beim Fusspilz handelt es sich um eine entzündliche Pilzinfektion im Fussbereich, oft im Zwischenraum der Zehen, aber auch die Fussnägel können betroffen sein. Verursacher sind Fadenpilze.
Tauchen Sie ein Wattestäbchen in *Aloe vera*-Saft und betupfen sie damit mehrmals täglich die betroffenen Stellen.
Baden Sie zusätzlich die Zehen täglich für 10 Minuten in Aloe-Saft, dem Sie einige Tropfen Teebaumöl zugesetzt haben.

Hautkrankheiten, Neurodermitis, Psoriasis

Neurodermitis ist eine chronische, entzündliche Erkrankung der Haut und äussert sich in stark juckenden Ekzemen. Psoriasis ist eine Form der Schuppenflechte, die mit juckenden, brennenden und bisweilen schmerzhaften Veränderungen der Haut einhergeht.
Besonders bei gravierenden Hautproblemen, wie den genannten Erkrankungen, hat *Aloe vera* Erfolge vorzuweisen. Sie kann Neurodermitis oder Psoriasis zwar nicht heilen, die Behandlung jedoch wirksam unterstützen.

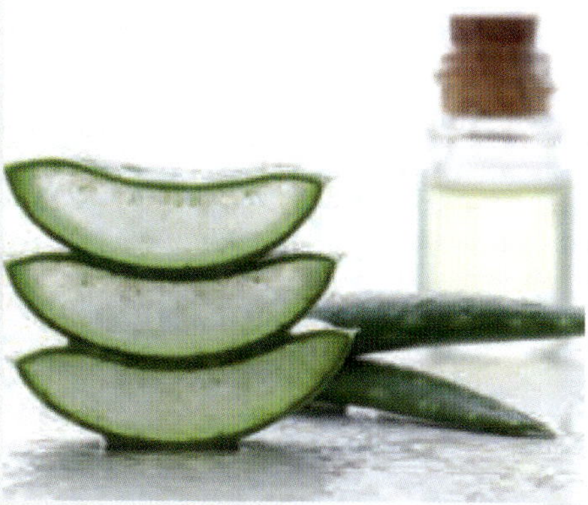

Hierzu schneiden Sie ein frisches Blatt auf die entsprechende Grösse der befallenen Hautpartie zu, schneiden es längs in der Blattachse und legen es mit der Gelseite nach unten auf die betroffenen Stellen. Bis sich ein erster Erfolg einstellt, kann es länger dauern. Die geschädigten Hautpartien sollten über mehrere Wochen hinweg mehrmals täglich behandelt werden.

Insektenstiche

Viele Insekten haben es auf unser Blut abgesehen und hinterlassen dabei lästig juckende Stiche. Auch hier hilft *Aloe vera*. Betupfen Sie die Stichstellen mit dem Gel oder packen Sie frisches Gel darauf. Der Juckreiz wird gestillt, die Gefahr von Entzündungen gemindert.
Vor Spaziergängen durch Mückengebiete hilft es, unbedeckte Körperpartien mit *Aloe vera*-Saft einzureiben. Dies vertreibt die Plagegeister.

Magen-Darm-Probleme

Probleme im Magen-Darm-Bereich können vielerlei Ursachen haben. Sollten diese sich als hartnäckig erweisen, ist ein Arzt zu konsultieren.

Eine Trinkkur mit dem Saft der Aloe hilft oft bei akuten Beschwerden. Beginnen Sie mit 1-2 Teelöffel/Tag und steigern Sie nach und nach die Menge, bis die „Normaldosis" von 30-50 ml/Tag erreicht ist.

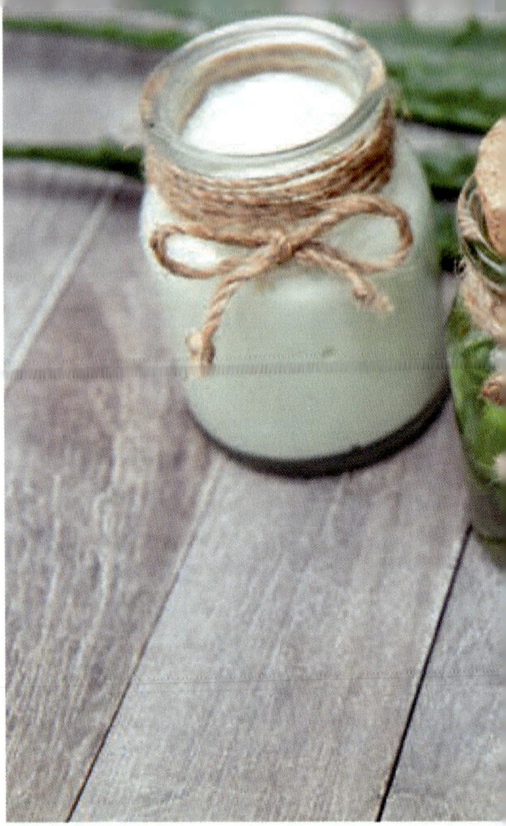

Schwangerschaftsstreifen

Auch Schwangerschaftsstreifen sind kein gesundheitliches, sondern vielmehr ein ästhetisches Problem. Reiben Sie den Bauch schon während der Schwangerschaft täglich mit dem Gel der Aloe ein. Es strafft und festigt das Gewebe, die Haut bleibt elastisch und schön.

Schweissfüsse

Die Ursache von Schweissfüssen liegt in einer erhöhten Schweissproduktion im Fussbereich aufgrund einer Störung des vegetativen Nervensystems. In der Folge kommt es aufgrund der Tätigkeit von Bakterien zu einer unangenehmen Geruchsbelästigung verbunden mit der erhöhten Anfälligkeit für Pilzinfektionen und anderen Erkrankungen.
Aloe vera wirkt hier als natürliches Deodorant. Es sorgt dafür, dass der gebildete Schweiss besser abgeleitet wird, verhindert gleichzeitig eine Vermehrung von Bakterien und beugt damit einer Geruchsbildung vor.

Verbrennungen

Verbrennungen der Haut können je nach Grad der Schädigung sehr schmerzhaft sein und unschöne Narben oder Hautflecken hinterlassen.
Ob Sie sich nun am Herd verbrannt haben, zu lange in der Sonne sassen oder die Haut sonst wie durch

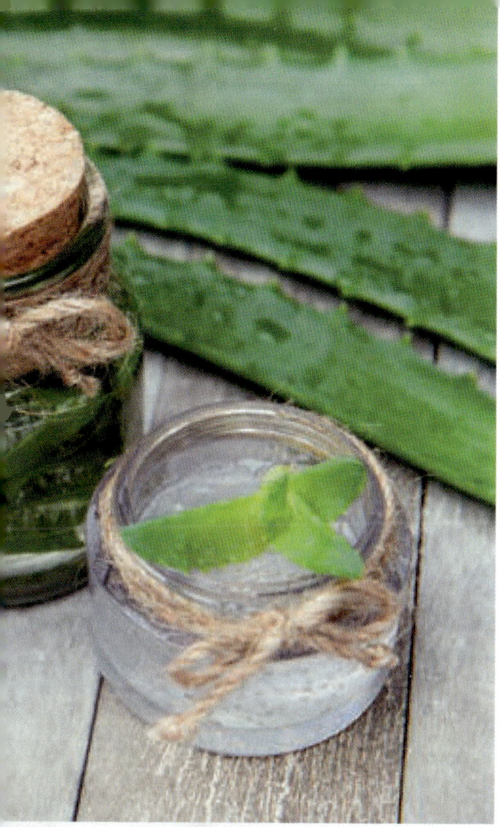

Hitzeeinwirkung beschädigt ist – das Gel der Aloe unterstützt die Regeneration des Hautgewebes, beugt Entzündungen vor und reduziert die Gefahr unschöner Narbenbildung. Ausserdem lindert es den Schmerz. Achten Sie darauf, die verbrannten Hautstellen sorgfältig unter fliessend kaltem Wasser zu reinigen, bevor sie den Saft auftragen. Wegen ihres ausgeprägten Penetrationsvermögens könnten die in der *Aloe vera* enthaltenen Lignine Schmutz und Bakterien ins tieferliegende Gewebe einschleusen.

Verletzungen

Hautabschürfungen, Schnittwunden, verstauchte Knöchel, blaue Flecken – dies alles lässt sich hervorragend mit *Aloe vera*-Gel, noch besser aber mit dem frischen Blatt, behandeln. Diesem Umstand verdankt die Aloe wohl den Beinamen „Erste-Hilfe-Pflanze“. Dazu ein frisches Blatt auf die benötigte Grösse zuschneiden, der Länge nach in der Blattachse halbieren und mit der Gelseite nach unten auf die verletzte Stelle legen. Das pure Gel kann man dick auftragen. Die Anwendung wird so lange wiederholt, bis sich der gewünschte Erfolg einstellt.

Zahnfleischbluten

Zahnfleischbluten deutet auf entzündliche Prozesse hin und sollte sofort behandelt werden. Noch besser ist es, dem vorzubeugen. Hier hilft die regenerierende Wirkung der *Aloe vera*: Sie schützt vor Zahnfleischbluten und Entzündungen. Das Zahnfleisch wird gekräftigt, die Mundflora positiv beeinflusst. Bei Zahnfleischbluten können Sie über Nacht ein Stück des Gels in den Mund nehmen und auf die blutende Stelle legen. Eine weitere vorbeugende Massnahme ist das Gurgeln mit *Aloe vera*-Saft nach dem Zähneputzen.

Rezepturen für hausgemachte KOSMETIK

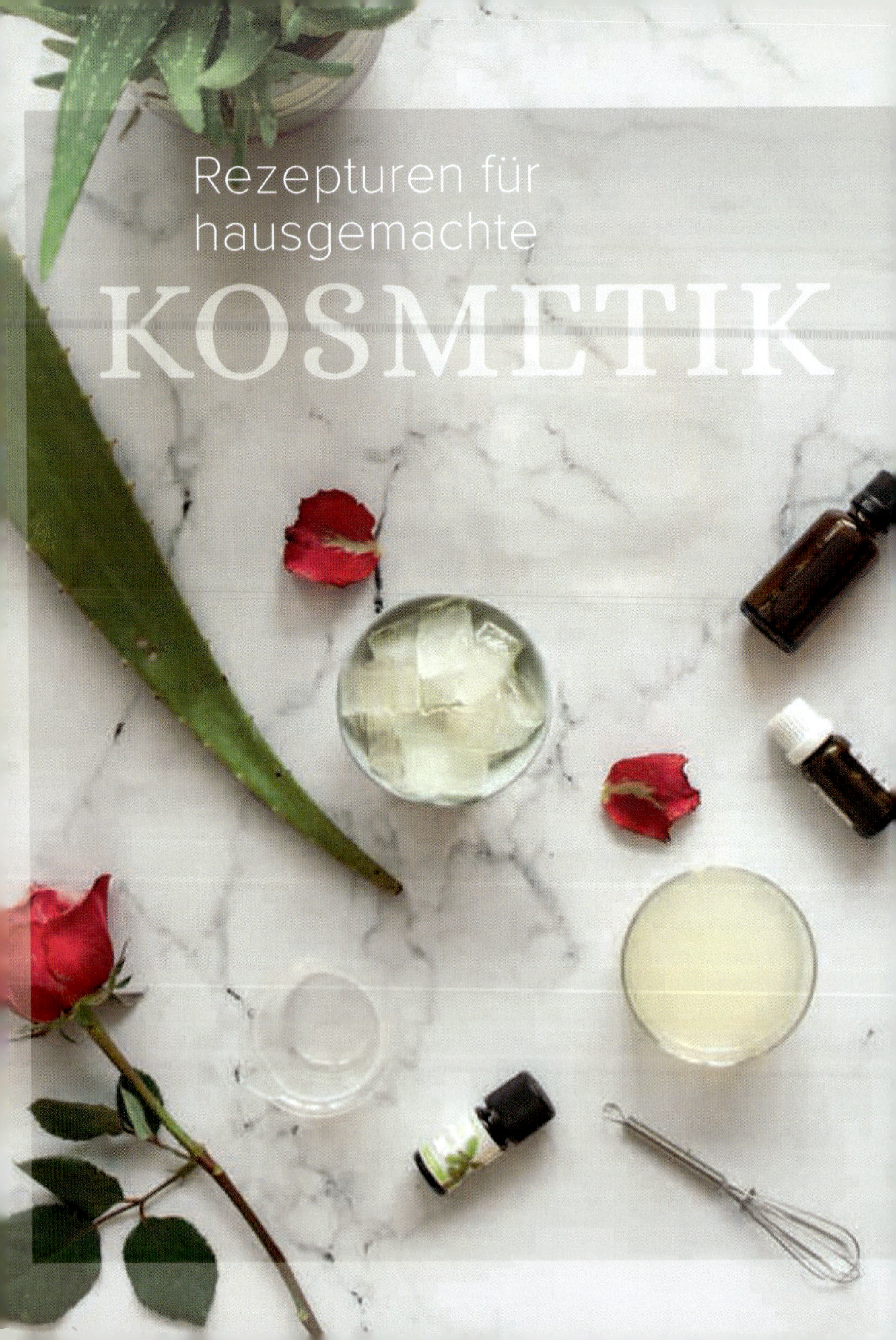

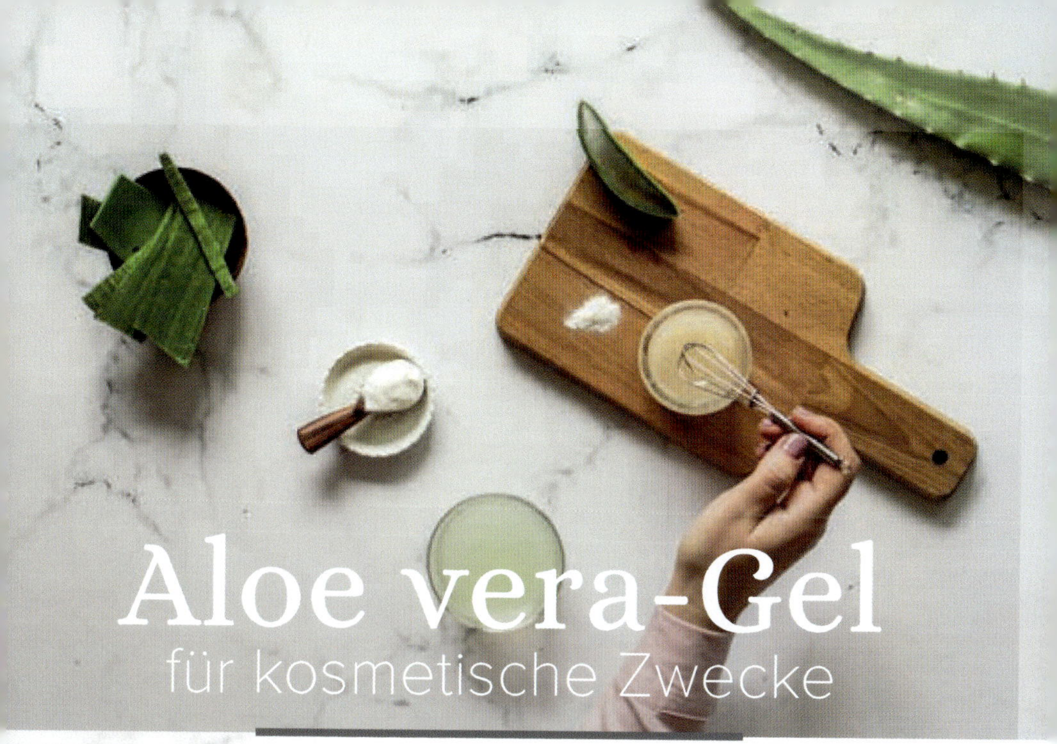

Aloe vera-Gel
für kosmetische Zwecke

Das Gel dient als Grundlage für hausgemachte Kosmetik. Es lässt sich bei Raumtemperatur in einer gut verschlossenen Flasche aufbewahren und ist bis zu einem Jahr verwendbar.

Sie benötigen für 100 g:

Aloe vera-Gel (95.7 %) = 95.7 g | Zitronensäure (0.3 %) = 0.3 g | Xanthan Gummi (1 %) = 1 g | Leucidal (3 %) = 3 g | 2 Tropfen essentielles Öle (z.B. Grapefruitöl oder andere) | eine Präzisionswaage (www.spinnrad.ch)

Herstellung:

1. Das *Aloe vera*-Gel mixen und durch einen Nussmilchbeutel / ein Passiertuch filtern. Dann den gefilterten Saft mit Zitronensäure und Leucidal mischen.
2. Das Xanthan-Gummi nach und nach in kleinen Mengen bestreuen und dabei mit einem Schneebesen (ohne Luftblasen) gut vermischen, bis es sich ganz aufgelöst hat.
3. Alles beiseite stellen, nach etwa 5 Minuten dickt der Saft ein.

Anwendung:

Die Anwendung von *Aloe vera*-Gel als Hautpflegemittel ist sehr vielfältig. Man kann es als Basis After-Sun-Lotion, *Aloe vera*-Creme, als Intimpflege-Gel, Emergency-Gel oder als Basis für andere Kosmetikprodukte verwenden. Die beruhigende und hydrierende Wirkstoffkombination des *Aloe vera*-Pflanzensafts ist wohltuend für die Haut und spendet Feuchtigkeit.

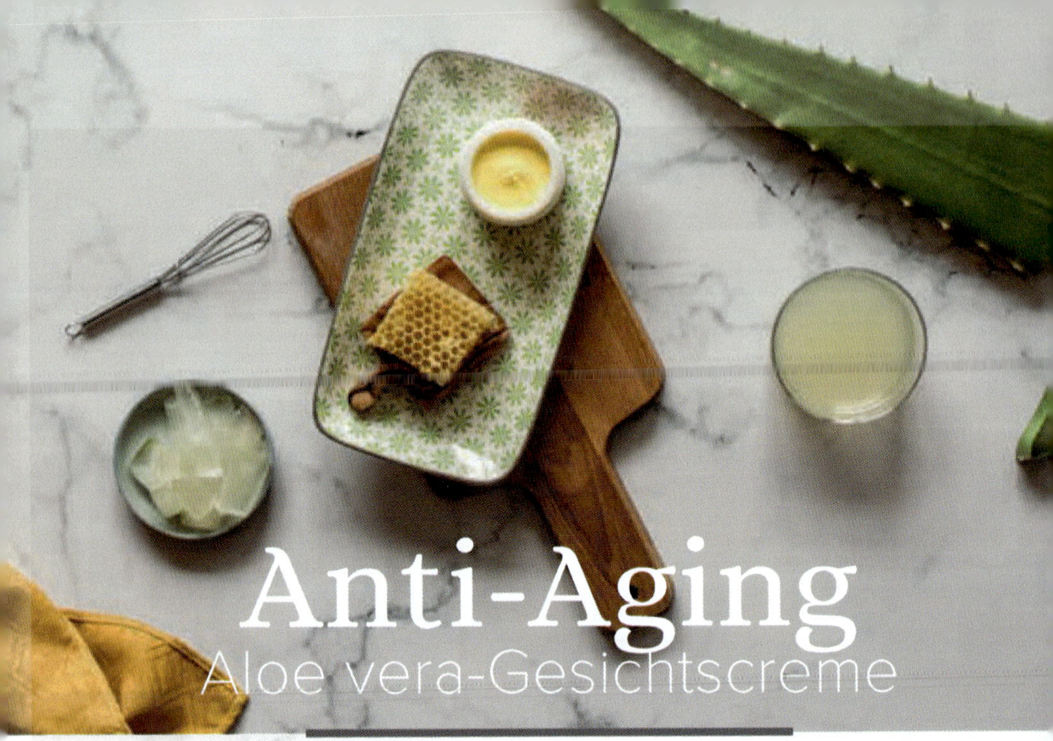

Anti-Aging
Aloe vera-Gesichtscreme

Aloe vera enthält Lignine, die es ermöglichen, dass die Substanzen tief in die Haut einziehen. Ein sehr guter Trick ist es, *Aloe vera* im Verhältnis 1/3 zu 2/3 mit einer nährenden Creme zu mischen, die Propolis oder Bienenwachs enthält. Oder Sie verwenden einfach Ihre Lieblingscreme.

Sie benötigen:
1 Teil *Aloe vera*-Gel | 2 Teile Propoliscreme oder Ihre Lieblings-Gesichtscreme | einen Nussmilchbeutel / ein Passiertuch | einen elektrischen Milchaufschäumer, eine Gabel oder einen Schneebesen | einen Glasbehälter

Herstellung:
1. Als erstes das *Aloe vera*-Gel in den Mixer geben, gut mischen und durch einen Nussmilchbeutel / ein Passiertuch filtern.
2. Die restlichen Zutaten hinzugeben und mit dem Milchaufschäumer durchmischen
3. Wenn die gewünschte Konsistenz erreicht ist, beiseite stellen. Die Creme ist fertig.

Anwendung:
Tragen Sie eine kleine Menge der Creme auf Ihre Haut auf. So sparen Sie nicht nur Geld, die Creme wird auch besser von der Haut aufgenommen. Sie fühlt sich frisch und gepflegt an und bleibt für einen längeren Zeitraum vital gesund.

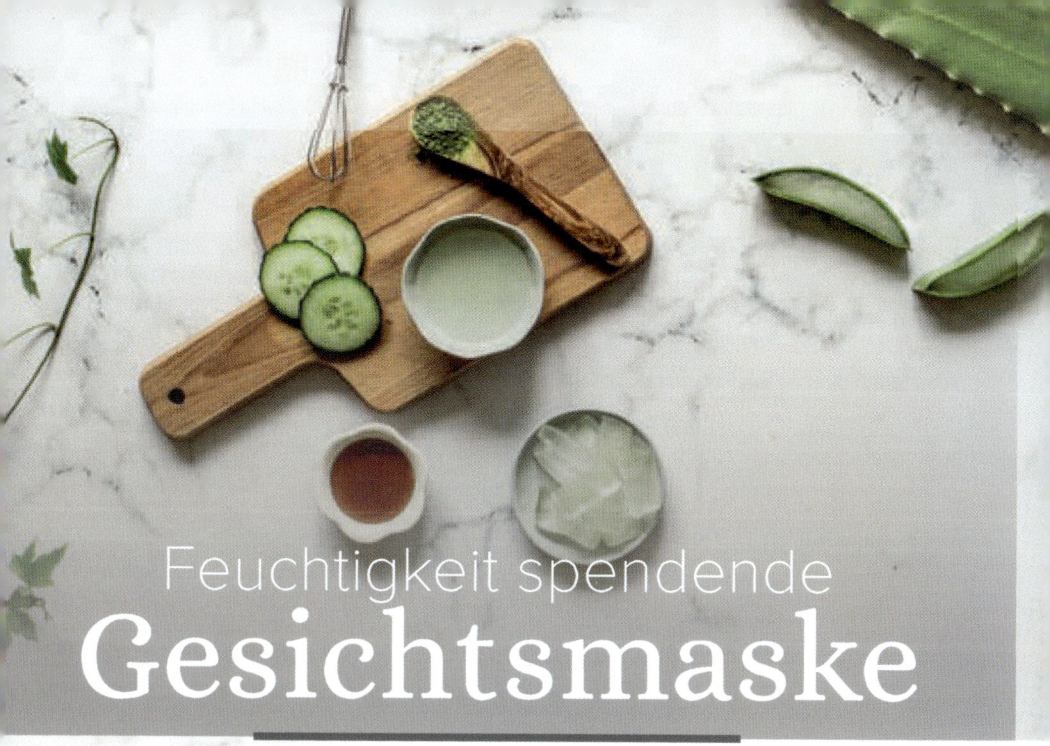

Feuchtigkeit spendende

Gesichtsmaske

Matcha und *Aloe vera* sind die ideale Kombination zur Anwendung als natürliche, verjüngende Gesichtsmaske, die zudem trockener Haut Feuchtigkeit spendet. *Aloe vera* verstärkt die Produktion von Kollagen und Hyaluronsäure, so beugt sie Falten und schlaffer Haut vor. Ihre Wirkstoffe zerstören freie Radikale.

Sie benötigen:

100 ml *Aloe vera*-Saft | 100 g Gurke | 1 TL Honig | ½ TL Matcha (Pulver vom grünen Tee) | Elektrischer Milchaufschäumer, eine Gabel oder einen Schneebesen

Herstellung:

1. Geben Sie den Saft, die Gurke und den Honig in einen Mixer und mischen alles gut.
2. Mischen Sie nun das Matcha-Pulver mit Hilfe des Milchaufschäumers oder Schneebesens unter die Masse.

Anwendung:

Die Paste auf die Gesichtshaut auftragen und 5-10 Minuten einwirken lassen. Danach mit kaltem Wasser abwaschen. Für ein besseres Ergebnis direkt nach dem Trocknen der Gesichtshaut mit einem Handtuch eine Feuchtigkeitscreme auftragen.

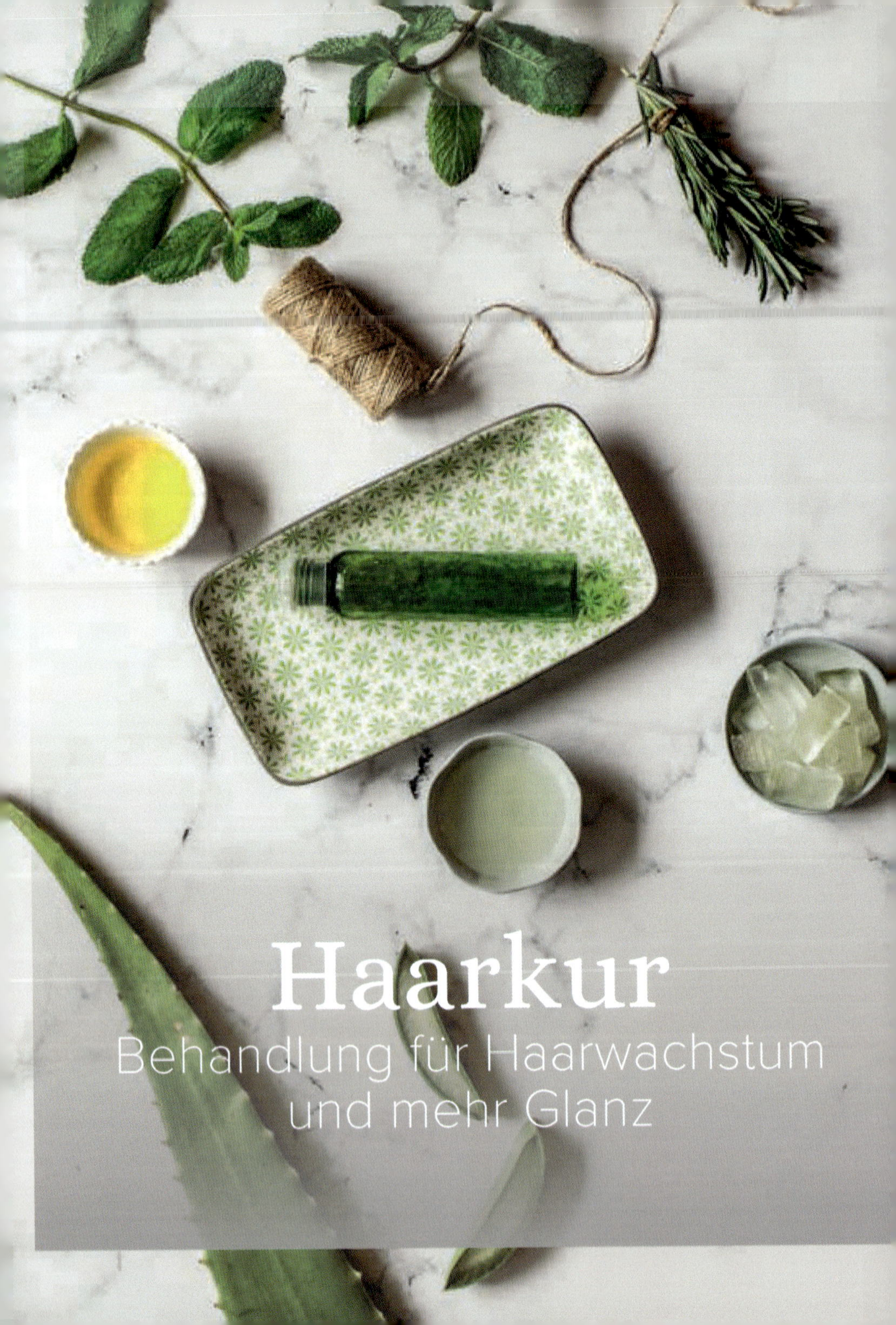

Haarkur

Behandlung für Haarwachstum und mehr Glanz

Aloe vera enthält spezielle Enzyme, die helfen, beschädigte Zellen der Kopfhaut zu heilen und zu reparieren. Dies verbessert die Follikelgesundheit und fördert indirekt ein gesundes und schnelleres Haarwachstum.
Diese Enzyme helfen nicht nur die Kopfhaut zu heilen, sie helfen auch, die ruhenden Haarfollikel zu stimulieren und das Nachwachsen des Haares zu fördern.
Aloe wirkt auch gegen Haarausfall, so dass Ihr Haar kräftig und voluminös bleibt.

Rosmarinöl ist ein perfektes Pflegemittel für schöne, gesunde Haare. Es verleiht dem Haar einen wunderschönen Glanz und beugt gleichzeitig Haarausfall und grauen Haaren vor.
Menthol, der Hauptwirkstoff des Pfefferminzöls, beruhigt die Kopfhaut und lindert Reizungen und Rötungen.
Die Durchblutung der Kopfhaut wird angeregt und die Haarwurzeln werden stimuliert. Ausserdem kühlt und beruhigt es die Kopfhaut und festigt die Haarwurzeln. Die Haare wachsen so schneller und bleiben gesünder.

Sie benötigen:

40 g *Aloe vera*-Gel | 10 Tropfen Öl (Jojobaöl, Rizinusöl, Mandelöl oder Kokosnussöl) | 3 Tropfen Rosmarinöl | 6 Tropfen Pfefferminzöl | Für die Haltbarkeit: 8 Tropfen Cosgard (siehe Bezugsquellen) | Einen Flakon mit Zerstäuber | ein Nussmilchbeutel / ein Passiertuch

Herstellung:

1. Geben Sie das Gel in einen Mixer und filtern Sie es durch einen Nussmilchbeutel / ein Passiertuch.
2. Den *Aloe vera*-Saft mit den anderen Zutaten gut mischen.

Anwendung:

Sprühen Sie diese Mischung nach dem Waschen auf die Kopfhaut und Haare auf, insbesondere die Haarwurzeln. Nicht abspülen. Das Präparat ist konditionierend, pflegend und fördert das Haarwachstum.

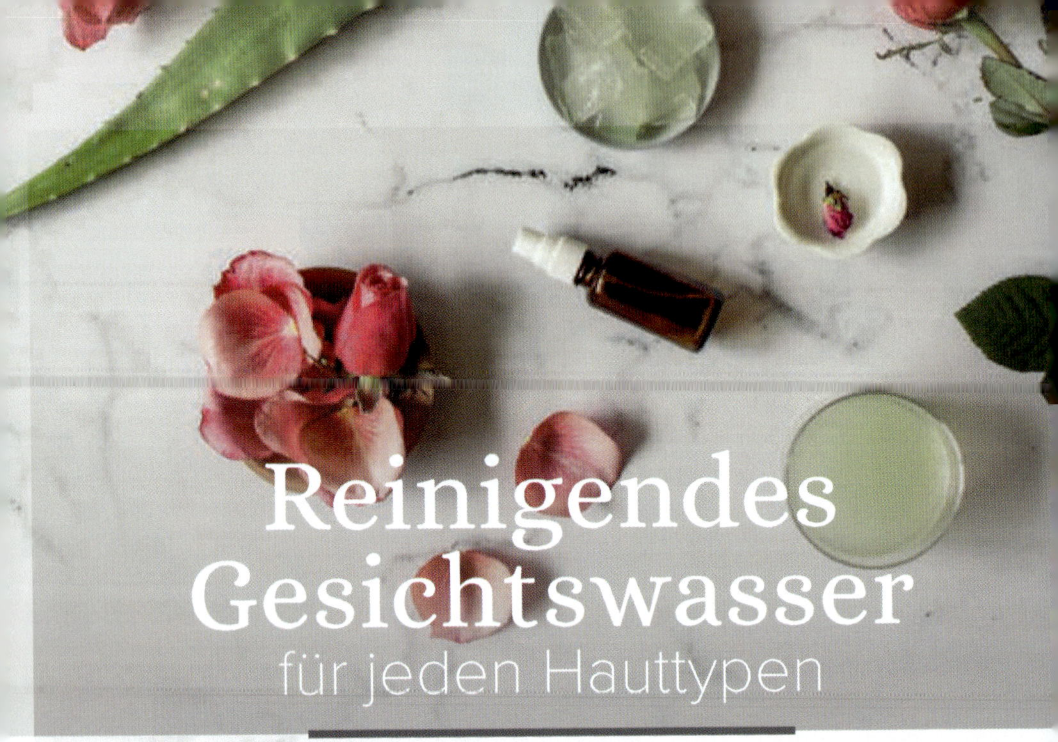

Reinigendes Gesichtswasser

für jeden Hauttypen

Profitieren Sie gleich doppelt von diesem einmaligen Gesichtswasser: Geniessen Sie die Vorzüge des Rosenfluids in Kombination mit den positiven Eigenschaften des *Aloe vera*-Gels. Rosenwasser wirkt antibakteriell, tonisierend und erfrischend. *Aloe vera* beruhigt die Haut, vermindert Rötungen und wird zur idealen Feuchtigkeitspflege empfohlen.

Sie benötigen:

40 g *Aloe vera*-Gel | 40 ml Blütenwasser (Rosenblüten, Kamillenblüten) | Option: 20 ml Hamamelis-Wasser | Für den Duft: 2 Tropfen ätherisches Öl (Rose, Bergamotte oder Lavendel) | Haltbarkeit: 16 Tropfen Cosgard | Einen Flakon mit Zerstäuber | einen Nussmilchbeutel / ein Passiertuch

Herstellung:

1. Zuerst das Gel mixen und durch einen Nussmilchbeutel / ein Passiertuch filtern.
2. Den filtrierten *Aloe vera*-Saft mit den anderen Zutaten gut mischen.

Anwendungen:

Man kann diese Mischung als erfrischendes Gesichtswasser verwenden oder nach einer Enthaarung bzw. Rasur aufsprühen, um Rötungen zu reduzieren und die Haut zu beruhigen.
Das aus Naturstoffen hergestellte Wässerchen eignet sich hervorragend zur Linderung von geschwollenen Augenlidern.

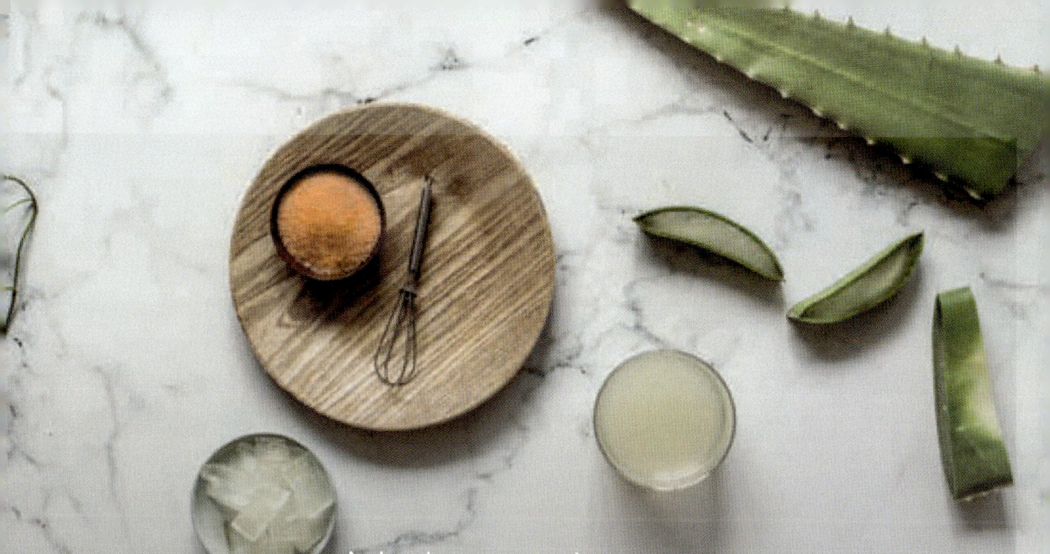

Nährendes Peeling

Aloe vera ist eine hervorragende Basis für ein hausgemachtes Hautpeeling, weil es die Haut nährt und weich und zart macht.
Die Pflanze enthält zudem spezielle, so genannte exfolierende Enzyme. Diese entfernen abgestorbene Hautzellen und den „Grauschleier" von der Haut. Danach kann unsere Haut wieder atmen und die Blutzirkulation ist stimuliert. Eine Behandlung fettiger Haut verhindert verstopfte Poren, die durch überschüssigen Talg verursacht werden.

Sie benötigen:

½ Tasse *Aloe vera*-Saft | brauner Zucker oder Natron

Herstellung:

1. Den Saft und den Zucker gut vermischen, bis der Zucker den Saft völlig absorbiert hat und eine cremige Paste entstanden ist.

Anwendung:

Auf Ellbogen, Fersen, Knien, Armen oder einer beliebigen Stelle auftragen und einreiben, bis es eingesogen ist. Anschliessend warm abspülen.

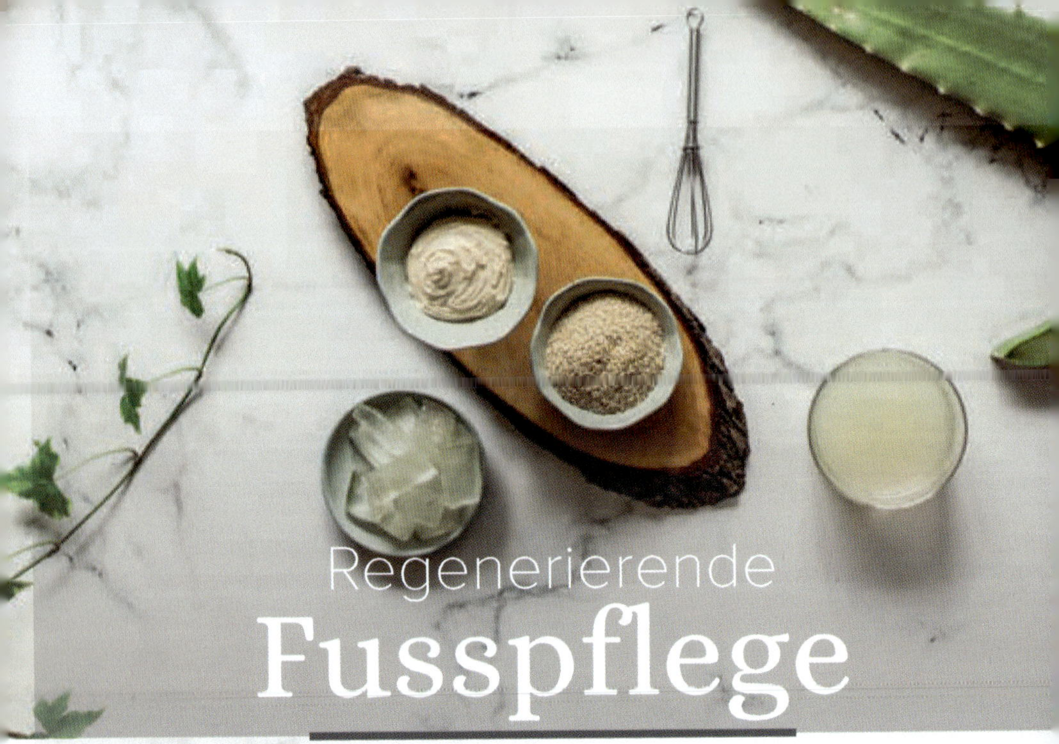

Regenerierende Fusspflege

Diese Paste eignet sich für eine intensive, feuchtigkeitsspendende Fusspflege. Sie hilft, spröde, raue und extrem trockene Haut zu regenerieren. Die Füsse werden wieder geschmeidig und weich.

Sie benötigen:

½ Tasse Hafermehl | ½ Tasse Maizena | 4 EL *Aloe vera*-Saft | ½ Tasse Bodylotion | eine Gabel oder einen Schneebesen

Herstellung:

1. Alle Zutaten so lange mit dem Schneebesen oder der Gabel vermischen, bis eine cremige Masse entsteht.

Anwendung:

Müde Füsse mit der Paste einreiben, bis alles in die Haut eingezogen ist, 10 Minuten einwirken lassen, warm abspülen. Speziell für trockene, schrundige Füsse.

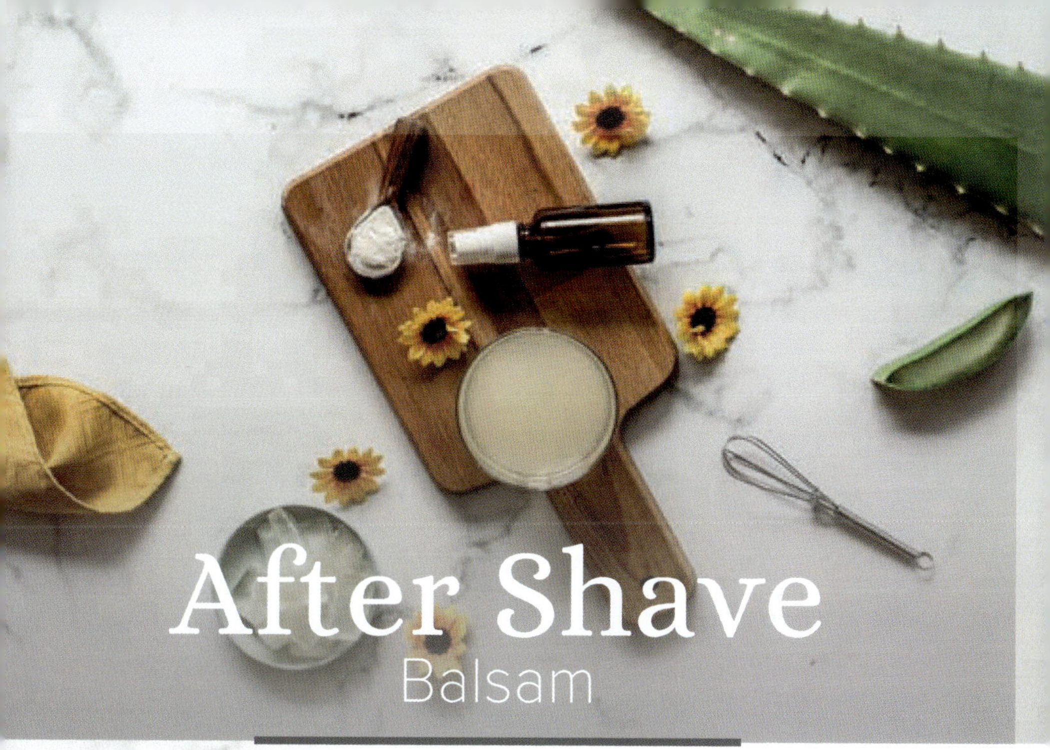

After Shave
Balsam

Der beruhigende After Shave-Balsam entspannt die strapazierte Haut. Hamamelis Wasser und *Aloe vera* kühlen die Haut, beugen Reizungen sowie Hautrötungen vor, versorgen die Haut mit Feuchtigkeit und ziehen schnell ein.

Sie benötigen:

40 g *Aloe vera*-Gel | 40 ml Hamamelis Wasser | 1 TL Glycerin | 2 Tropfen Ringelblumenöl (oder Lavendel-, Sandelholz-, Patschuli- oder Teebaumöl) | Für die Haltbarkeit: 16 Tropfen Cosgard | Zur Verdickung: 0,8 g Xanthan Gummi | Einen Flakon mit Zerstäuber | einen Nussmilchbeutel / ein Passiertuch

Herstellung:

1. Als erstes das Gel mixen und durch einen Nussmilchbeutel / ein Passiertuch filtern.
2. Den filtrierten *Aloe vera*-Saft mit den anderen Zutaten gut mischen.
3. Alles in eine Glasflasche füllen, kräftig schütteln und fertig ist Ihr After Shave-Balsam.

Anwendung:

Für eine schöne, sanfte und glatte Haut nach der Rasur, oder dem Epilieren. Regelmäßig auftragen und einziehen lassen.

Aloe vera in der KÜCHE

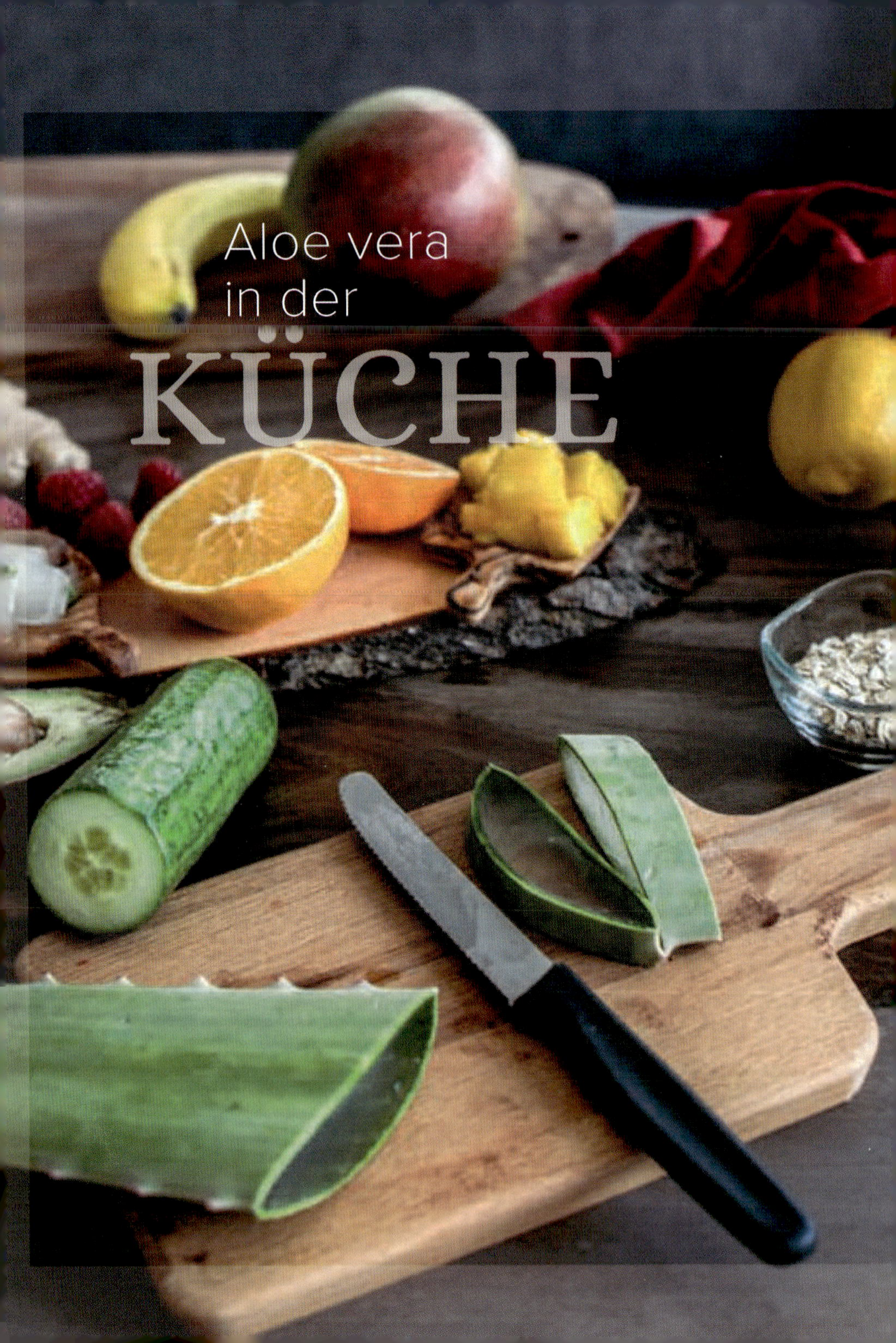

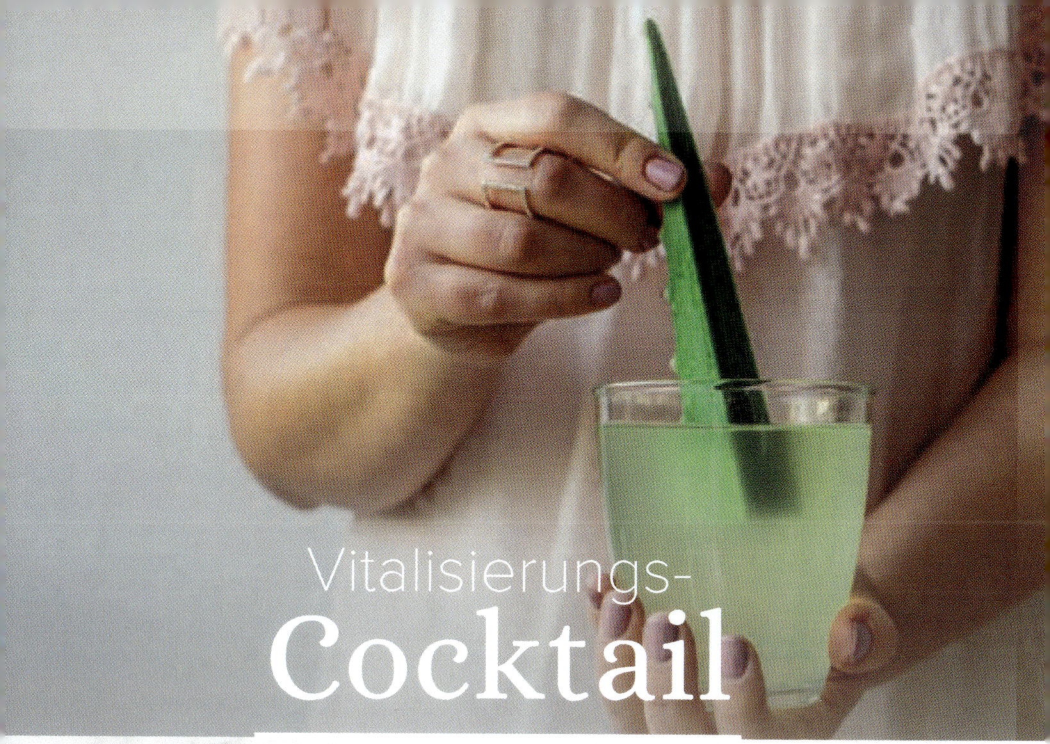

Vitalisierungs-Cocktail

Diesen Cocktail können Sie auf Vorrat zubereiten. Im Kühlschrank hält er sich ungefähr zwei Wochen. Sie können ihn in jedes Getränk im Verhältnis 1:5 untermischen.

Sie benötigen:

500 g *Aloe vera*-Gel | 200 ml Honig oder Zuckersirup | 60 ml Cachaça oder Whisky (zur besseren Haltbarkeit)

Zubereitung:

1. Alle Zutaten in einen Mixer geben und gut mischen.
2. Nun alles in ein sauberes Verschlussglas füllen und im Kühlschrank aufbewahren.

Anmerkung:

Nehmen Sie vor den Mahlzeiten jeweils einen Löffel des Cocktails ein.

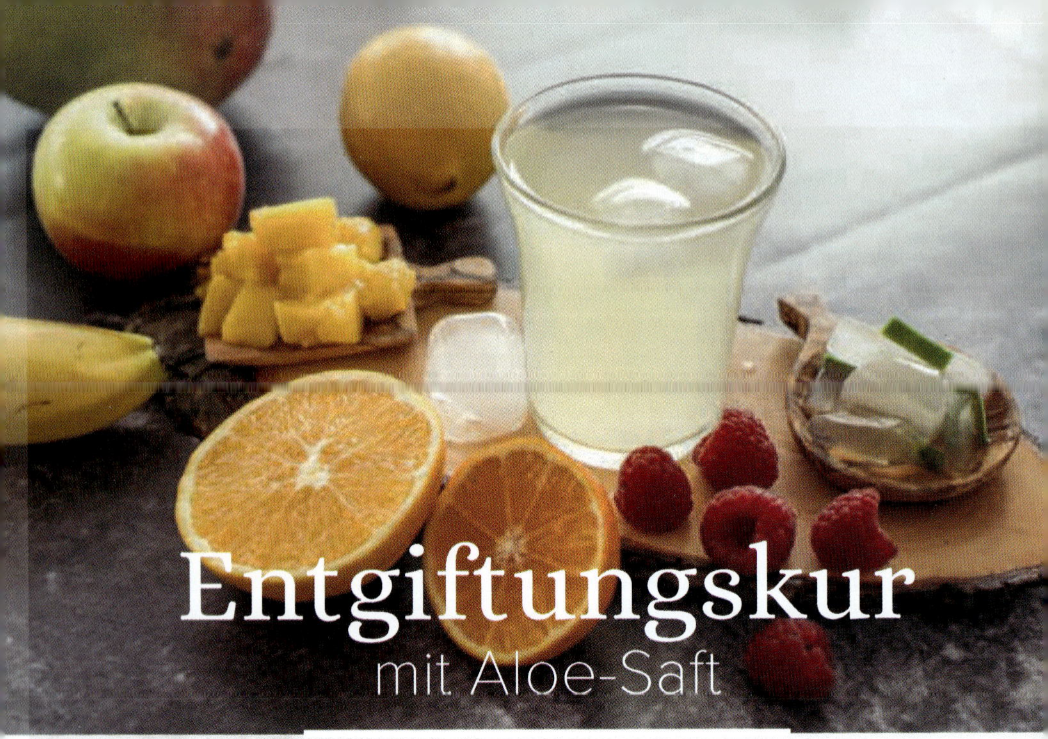

Entgiftungskur
mit Aloe-Saft

Die 10-Tage-Detox-Kur empfiehlt sich auch zur allgemeinen Vorbeugung von Erkrankungen. Die Durchführung ist denkbar einfach und lässt sich problemlos in den Alltag integrieren.

Sie benötigen:
50 ml *Aloe vera*-Saft | 250 ml Fruchtsaft (Orangen frisch gepresst, Apfelsaft etc.)

Zubereitung:
1. Den Aloe-Saft mit dem Fruchtsaft gut mischen.

Anmerkung:
10 Tage lang dreimal täglich 15 Minuten vor den Mahlzeiten ein Glas des Safts trinken.

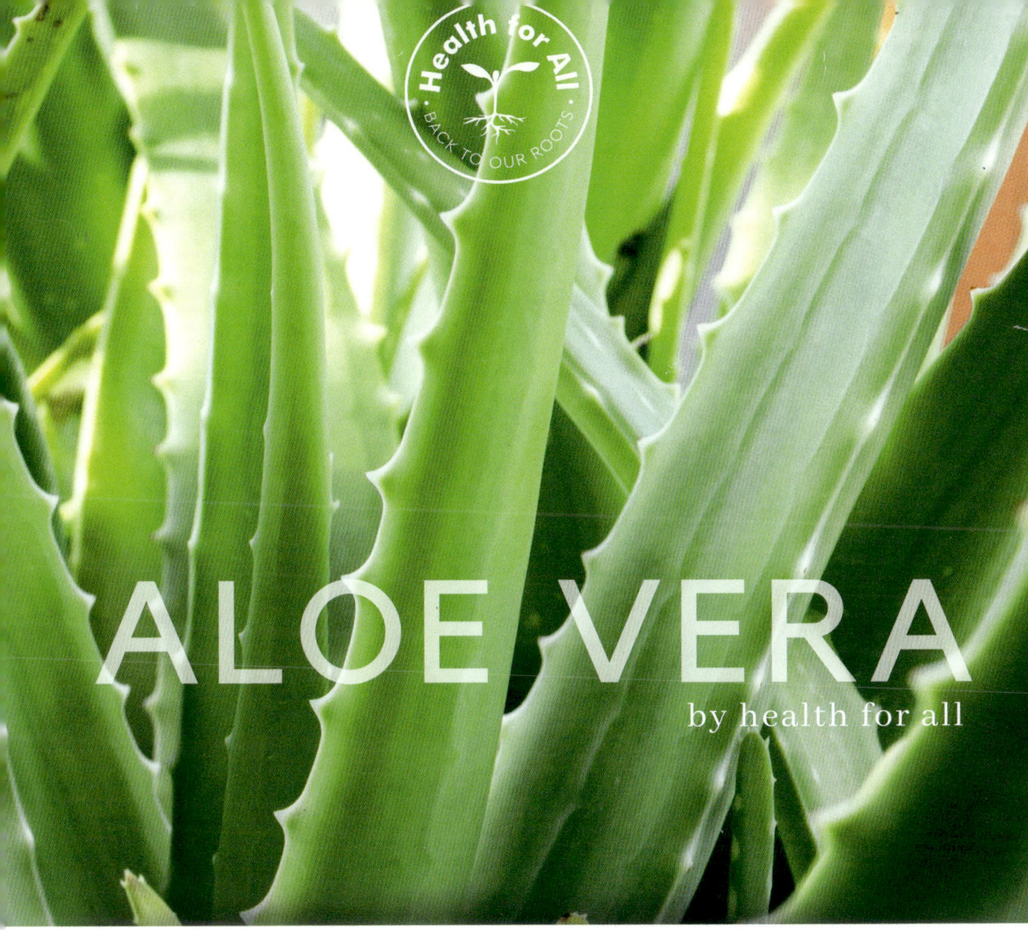

Gebrauchsanweisung

1

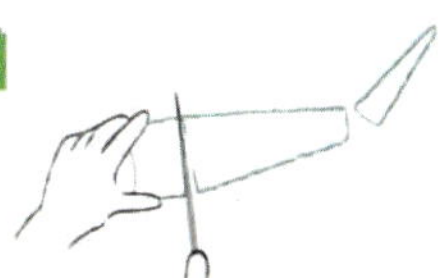

Schneide die Basis des Blattes ab

2

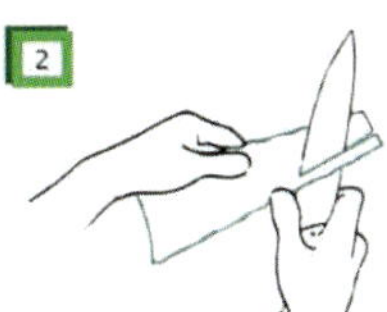

Entferne vorsichtig die Spitzen des Blattrandes

3

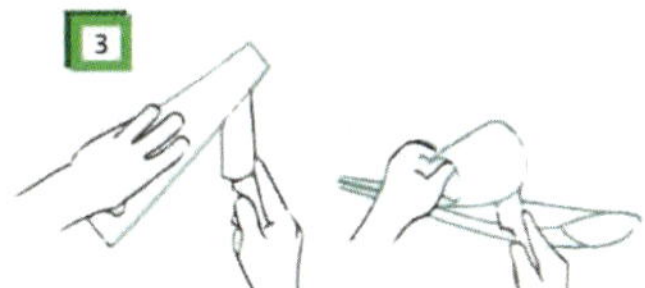

Entferne die Schale wie ein Filet

4

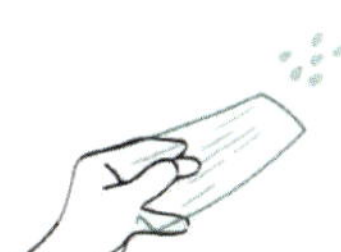

Wasche das Gel mit reichlich Wasser, um das bittere Aloin zu entfernen

5

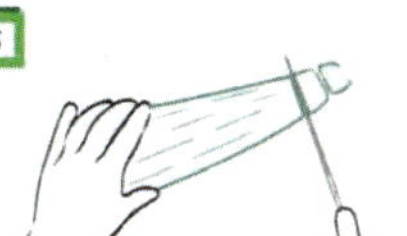

Schneide das Gel in kleine Stücke

6

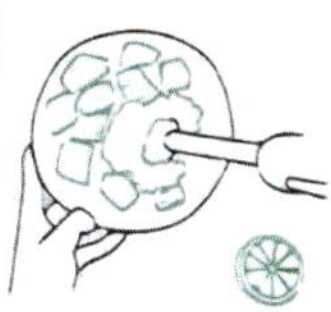

Mixe das Gel

7

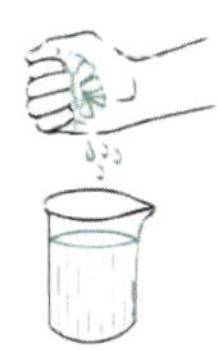

Zur Konservierung, füge etwas Zitronensaft hinzu

ehr Infos auf: www.health-for-all.ch Email: contact@health-for-all.ch

Aufbewahrung

Wir empfehlen einem trockenen, gut gelüfteten Ort, der vor Sonnen-einstrahlung geschützt ist. Zum Beispiel, im Keller oder auf dem Balk
Die optimale Temperatur der Lagerung ist zwischen 5°C- 20°C Grad.
Die Blätter sollten ebenfalls vor Regen und Schnee geschützt werden

Achtung

Das bittere gelbe Aloin befindet sich in den Fasern der grünen Schale. Es kann Hautreizungen verursachen und ist nicht genießbar.
Diese muss man abspülen.

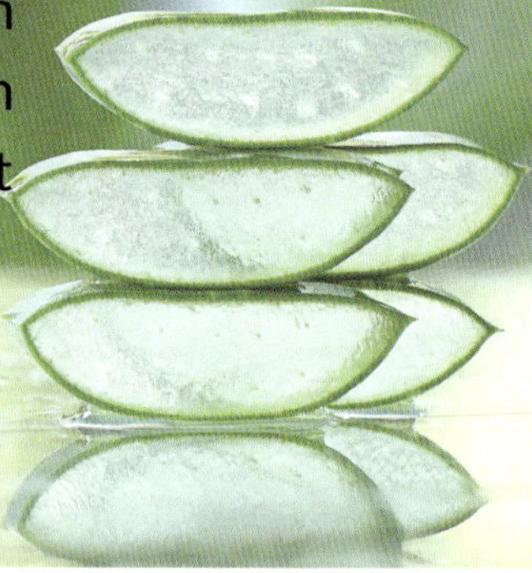

VITALISIERUNGSCOCKTAIL

- 500 g Aloe vera-Gel
- 200 ml Honig
- Option: 60 ml Cachaça (zur besseren Haltbarkeit)

ZUBEREITUNG:

1.Alle Zutaten in einen Mixer geben und gut mischen.

2.Nun alles in ein sauberes Verschlussglas füllen und im Kühlschrank aufbewahren.

ENTGIFTUNGSKUR

- 50 ml Aloe vera-Saft
- 250 ml Fruchtsaft

ZUBEREITUNG:

1.Den Aloe-Saft mit dem Fruchtsaft gut mischen.
→ 10 Tage lang dreimal täglich 15 Minuten vor den Mahlzeiten ein Glas des Saft trinken.

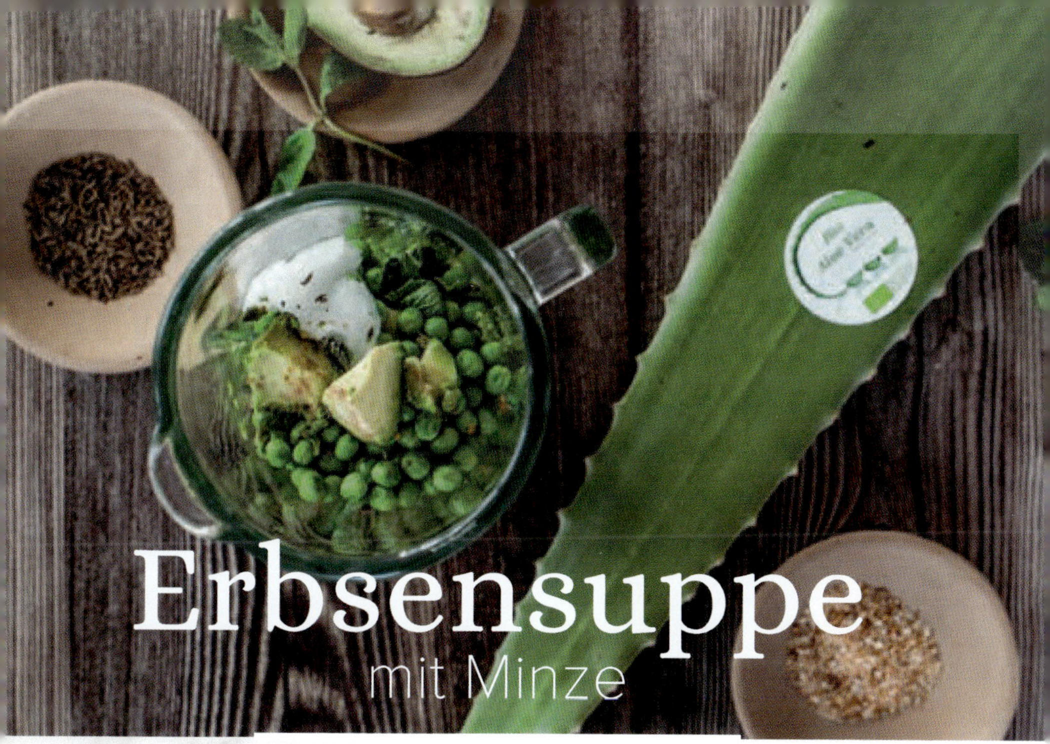

Erbsensuppe
mit Minze

Diese Suppe ist schnell gemacht und gesund dazu. Statt der Erbsen können Sie auch gedünsteten Kürbis mit Zimt oder Brokkoli verwenden.

Sie benötigen für 2 Personen:

250 g gefrorene Erbsen | ½ Liter Wasser | 1 Brühwürfel | 2 EL Kokosfett | ½ Avocado | 1 Tasse Nussmilch | 50 g *Aloe vera*-Gel | etwas Kümmel | 2 Zweige frische Minze | Salz und Pfeffer

Zubereitung:

1. Die Erbsen im warmen Wasser auftauen.
2. Alles Zutaten in einen Mixer geben.
3. Das Wasser zum kochen bringen und zugeben.
4. Alles gut mixen, mit Salz und Pfeffer abschmecken.

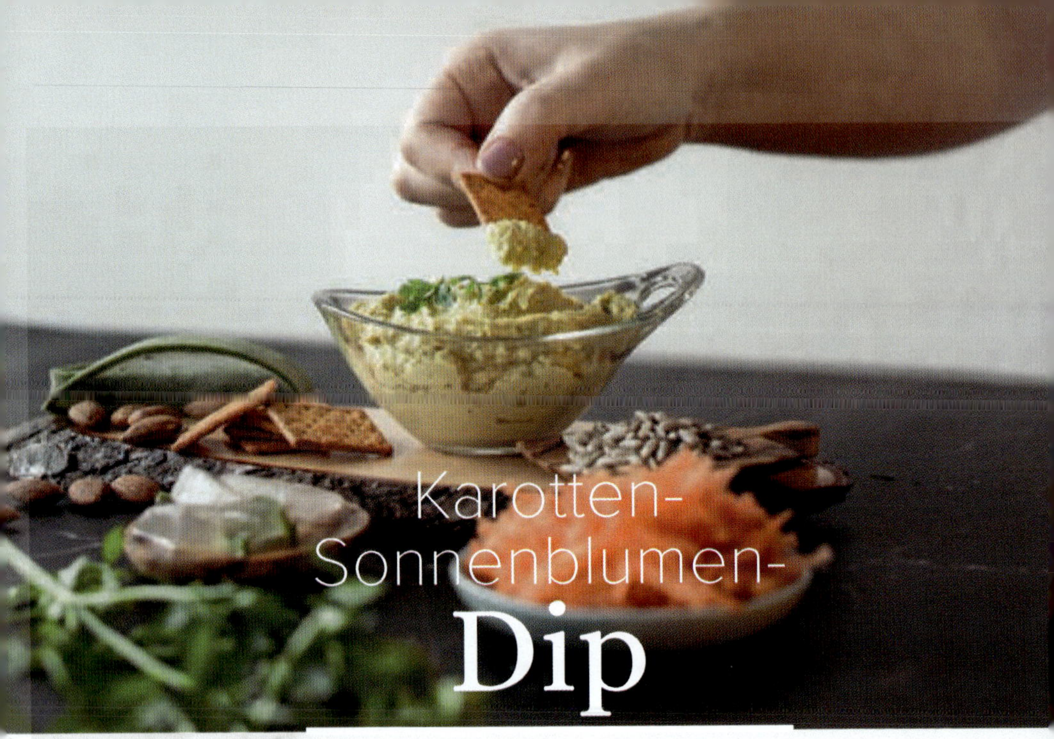

Karotten-Sonnenblumen-Dip

Diesen Dip können Sie etwa fünf Tage in einem geschlossenen Gefäss im Kühlschrank aufbewahren. Er passt gut zu rohem Gemüse, aber auch als gesunder Brotaufstrich schmeckt er köstlich.

Sie benötigen für 4 Personen:

½ Tasse (140 g) Sonnenblumenkerne I 50 g *Aloe vera*-Gel I ½ Tasse geriebene Karotten I 2 EL Rohmandelpüree I 4 EL Zitronensaft, frisch gepresst I 2 EL gehackte Zwiebeln I 3 EL gehackte Petersilie I 3 EL Tamari-Sauce aus dem Asia-Laden I ½-1 TL geriebener frischer Ingwer I 2-3 EL Wasser I Salz und Pfeffer

Zubereitung:

1. Geben Sie alle Zutaten in einen Mixer und mischen sie alles gut.
2. Zum Schluss mit Salz und Pfeffer abschmecken.

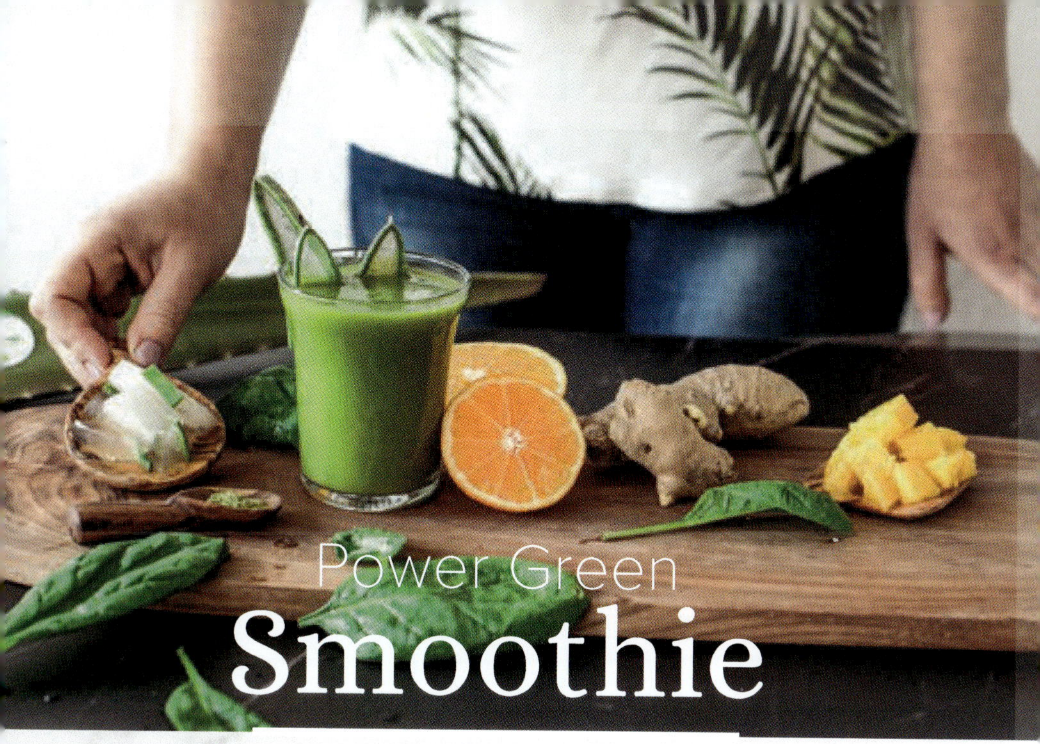

Power Green Smoothie

Smoothies sind schnell gemacht und sehr gesund. Sie versorgen den Körper mit Vitaminen und Mineralstoffen. Ideal zum Frühstück oder einfach zwischendurch.

Sie benötigen für 2 Personen:

1 kleines Stück gefrorener Spinat | 50 g *Aloe vera*-Gel | ½ Mango, frisch oder gefroren, oder 100 ml Mangosaft | 3 cm frischer Ingwer | Saft einer ½ Zitrone | 3 Datteln oder 1 EL Honig | frisch gepressten Orangensaft (so viel, dass alle Zutaten im Mixer bedeckt sind) | Option: 2 EL Leinsamen

Zubereitung:

1. Alle Zutaten in den Mixer geben, mischen und sofort servieren.

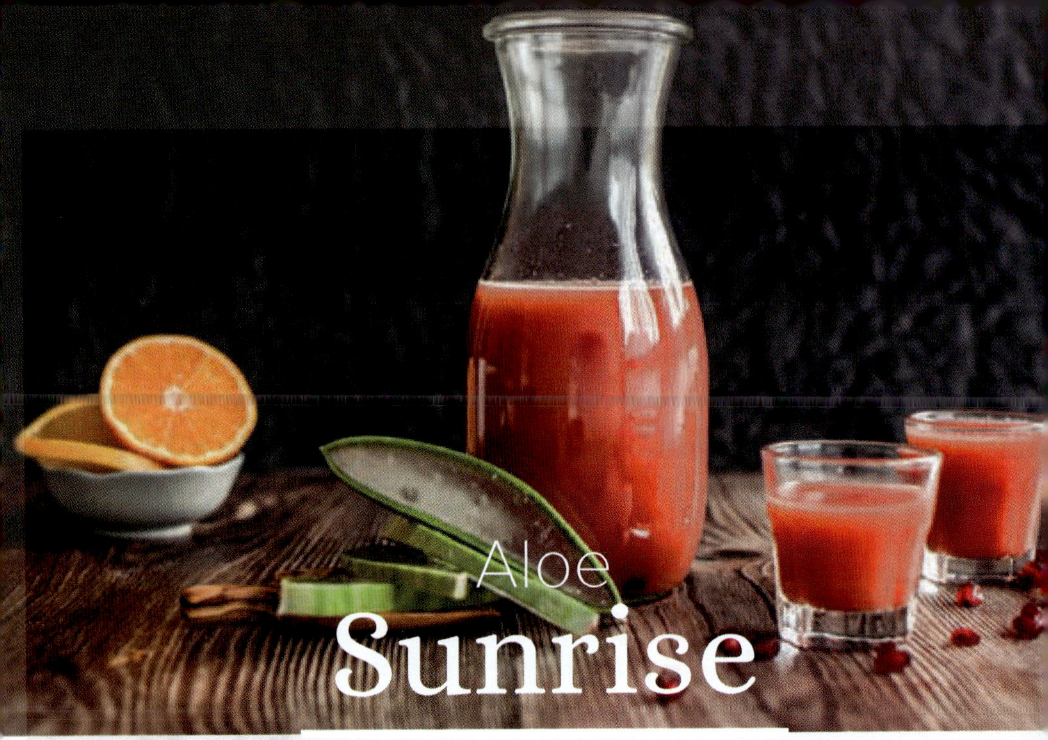

Aloe Sunrise

Voll mit Vitamin C: dieser Saft gibt Ihnen Power für den ganzen Tag!

Sie benötigen für 1 Person:

40 ml *Aloe vera*-Saft | 200 ml Orangensaft | 60 ml Granatapfelsaft

Zubereitung:

1. Alles zusammen in einen Mixer geben, mischen und sofort geniessen.

Anmerkung:

Tipp: Statt Granatapfelsaft können Sie auch Granatapfelkerne mit *Aloe vera* und Orangensaft mixen. Anschliessend durch ein Küchensieb filtern.

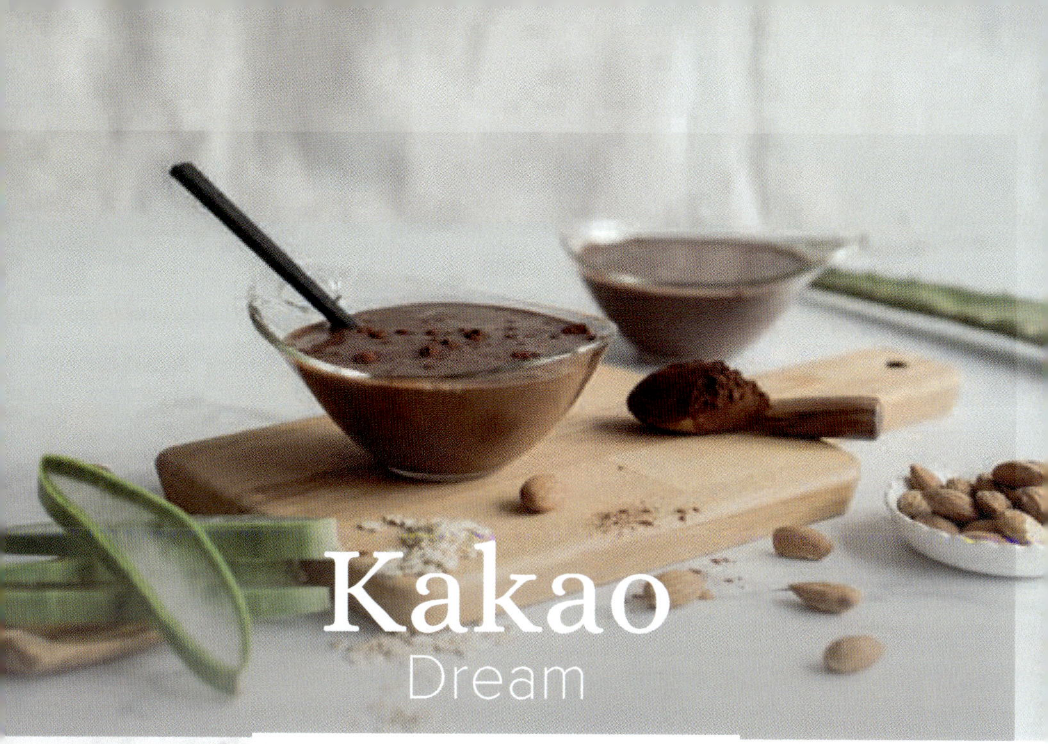

Kakao
Dream

Reich an Ballaststoffen, Magnesium und Calcium: der süsse Smoothie entspannt die Muskeln und verhindert Muskelkrämpfe. Zimt, Kurkuma und *Aloe vera* wirken entzündungshemmend und antioxidativ.

Sie benötigen für 2 Personen:

2 gefrorene, geschnittene Bananen | 2 EL Haferflocken | 1 EL Mandelmus | ½ Vanilleschote | 1 Prise Zimt | 1 Prise Kurkuma | 3 Datteln oder 1 EL Honig | 2 EL Kakao-Pulver | 30 g *Aloe vera*-Gel | Option: Maca-Pulver (gibt es in der Apotheke oder im Reformhaus) | Wasser

Zubereitung:

1. Das Mark aus der Vanillestange lösen, mit den anderen Zutaten in den Mixer geben.
2. Wasser hinzufügen, bis alles bedeckt ist.
3. Mixen, sofort servieren und geniessen.

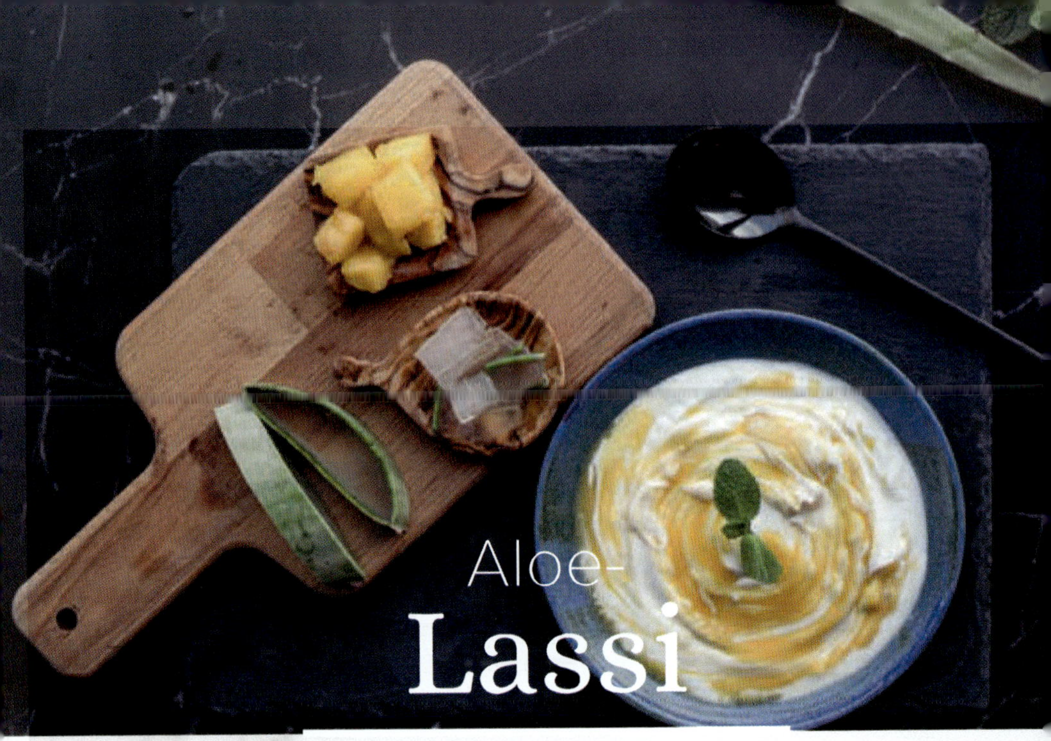

Aloe-Lassi

In Indien gehört Lassi zu jeder Mahlzeit dazu. Auch bei uns wird das Getränk auf Joghurtbasis immer beliebter. Am besten schmeckt es ganz frisch zubereitet.

Sie benötigen für 2 Personen:

20 ml *Aloe vera*-Saft | 80 g Mango-Püree (frisch oder aus der Dose) | 40 g Joghurt oder veganer Joghurt | Wasser nach Bedarf | einige Blättchen frischer Minze | einen Schneebesen

Zubereitung:

1. Geben Sie alle Zutaten in eine Schüssel und vermischen alles gut mit Hilfe des Schneebesens.
2. Sie können das Lassi mit Wasser verdünnen, bis es die gewünschte Konsistenz hat
3. Das Lassi in Gläser oder Schalen verteilen, mit der Minze garnieren und sofort servieren

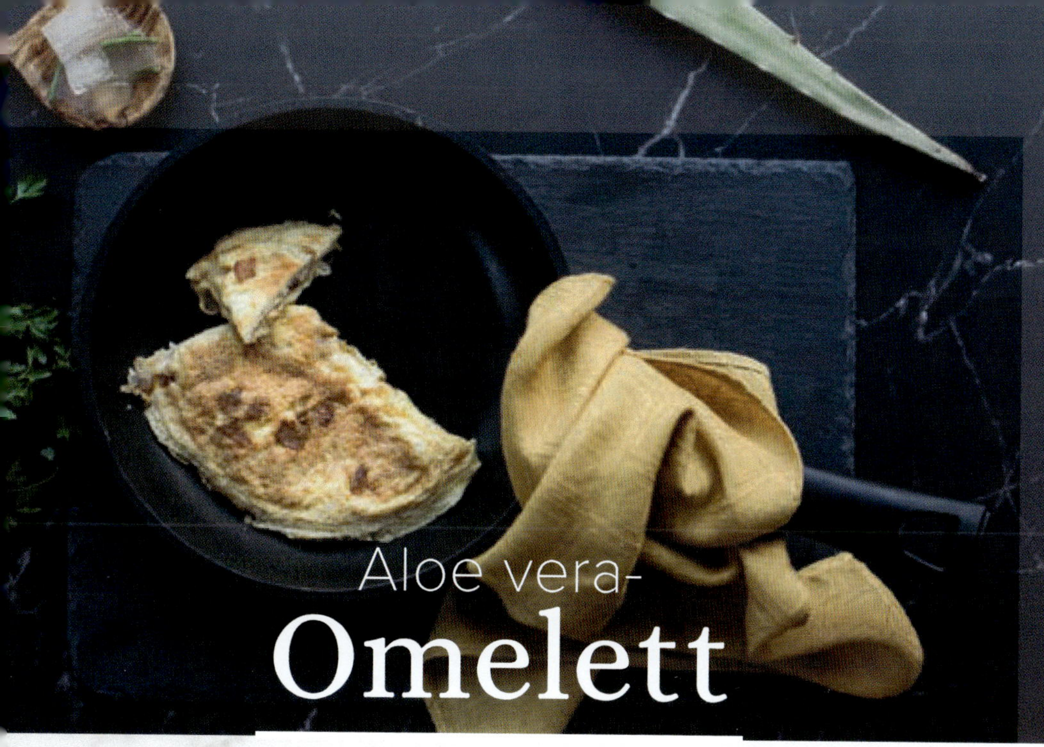

Aloe vera-Omelett

Zum proteinreichen Omelett passt der Geschmack von Soja. Die kleinen Stücke Aloe-Gel machen es luftig und locker und geben ihm das gewisse Etwas.

Sie benötigen:

20 g *Aloe vera*-Gel | 1 EL Sojasauce | 1 TL Butter | 2 Eier

Zubereitung:

1. Das Gel klein schneiden, mit der Sojasauce mischen und in einer Pfanne unter rühren erhitzen, bis das Wasser verdampft ist.
2. Butter dazugeben und schmelzen lassen.
3. Die Eier aufschlagen, gut verquirlen und dazu geben. Dann wie gewohnt das Omelett zubereiten.

Erdbeer-
Gelee

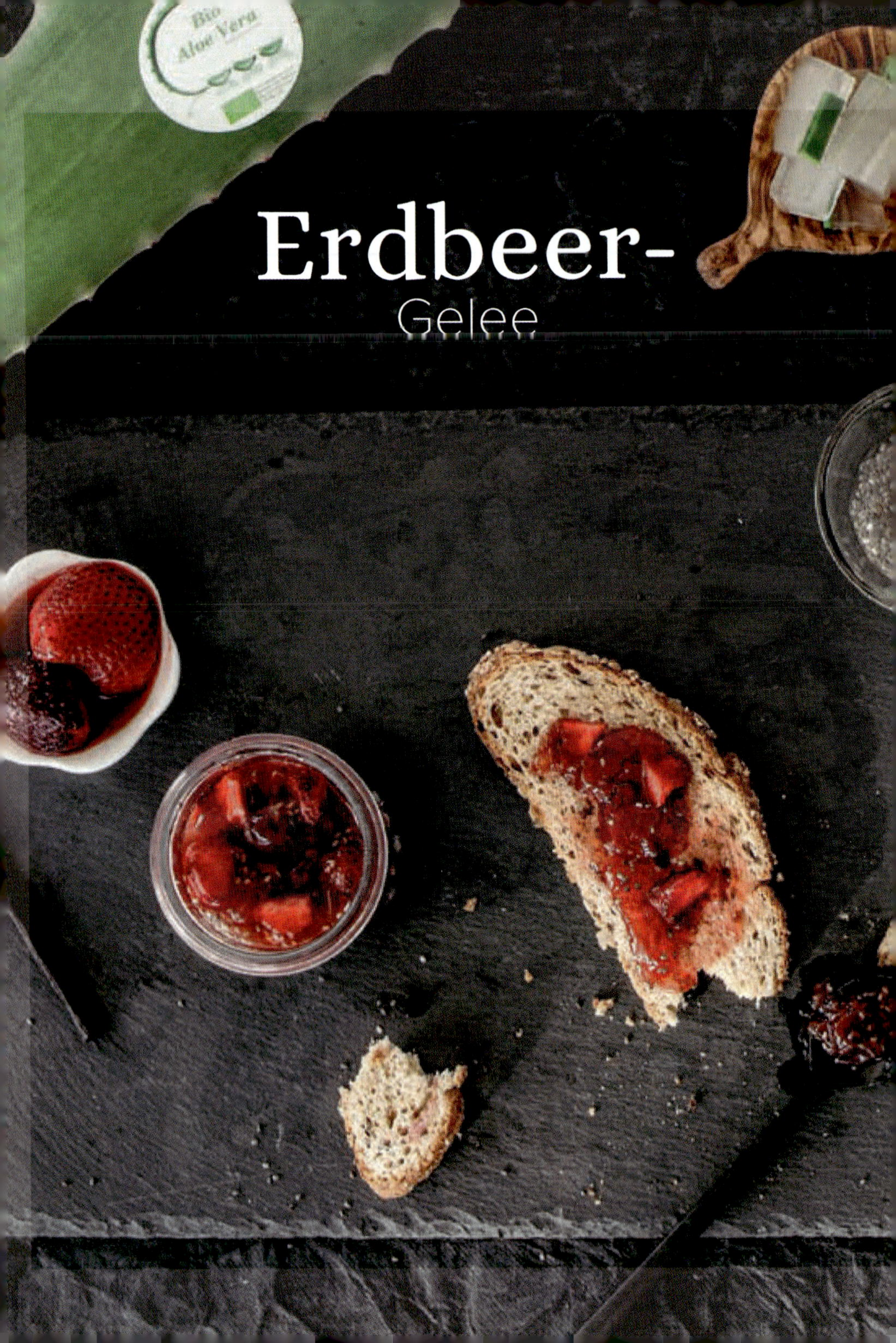

Aloe vera-Gel sorgt für den gesunden Touch und macht das Gelee etwas konsistenter.

Die Erdbeeren können Sie durch Kaki oder andere saisonale Früchte ersetzen.

Sie benötigen:

1 kg Erdbeeren | 1 Päckchen Agar Agar | 200 g *Aloe vera*-Gel | Zucker auf halbes Gewicht | ½ Vanilleschote | 2 EL Chia-Samen (eingeweicht in 100 ml Wasser) | Saft einer ½ Zitrone

Zubereitung:

1. Die Erdbeeren reinigen und waschen. ¾ der Früchte pürieren, den Rest klein hacken. Alles in eine Schüssel geben.
2. Das *Aloe vera*-Gel in kleine Würfel von 5 mm schneiden und den Zitronensaft dazugeben. Zu den Erdbeeren geben und wiegen.
3. Fügen Sie ⅓ des Gewichts an Zucker zu (z. B. auf 300 g 100 g Zucker).
4. Messen Sie in einem Messbecher das gesamte Volumen der Mischung in ml. Dann geben Sie alles in einen Topf.
5. Die empfohlene Menge an Agar wird anhand des gemessenen Volumens berechnet: Folgen Sie den Anweisungen auf der Produktpackung.
6. Lösen Sie das Agar Agar in ein wenig kaltem Wasser auf, dann rühren Sie es mit einem Schneebesen in die Erdbeer-Aloemischung ein.
7. Beginnen Sie die Mischung langsam zu erwärmen.
8. Lösen Sie das Mark aus der Vanilleschote und geben Sie es zu den vorgeweichten Chia-Samen in den Topf. Alles mischen, aufkochen, etwa 2 Minuten köcheln und dann den Herd ausschalten.
9. Füllen Sie die Mischung in Gläser, abkühlen lassen und die Konsistenz prüfen.

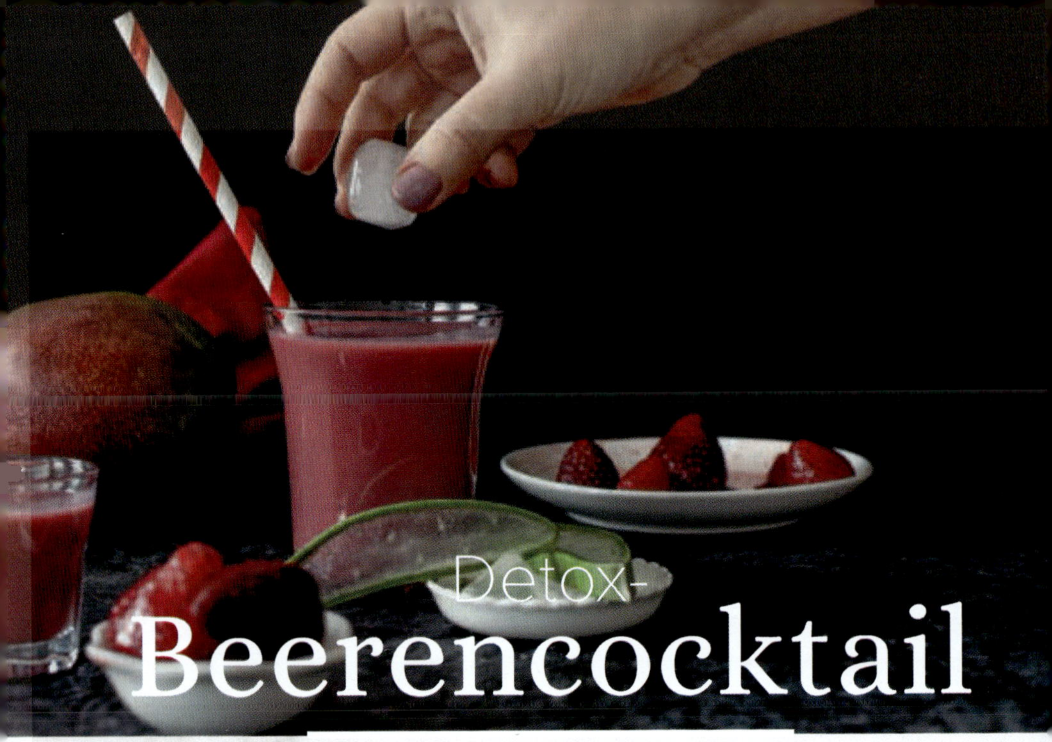

Detox-Beerencocktail

Beerenfrüchte haben einen hohen Anteil an Antioxidantien und gehen wirksam gegen freie Radikale vor. Das Aloe-Gel unterstützt dabei als Aktivator die Wirkungskraft der Beeren. Datteln und Feigen bringen zusätzlich wertvolle Mineralien und Vitamine, die sich wohltuend auf den gesamten Organismus auswirken.

Sie benötigen:

je 20 g Erdbeeren und Himbeeren | 40 g frische Mango | 4 Datteln, entkernt | 20 ml *Aloe vera*-Saft | soviel Wasser, dass die Zutaten bedeckt sind

Zubereitung:

1. Alle Zutaten mit dem Wasser in einen Mixer geben, gut mischen.

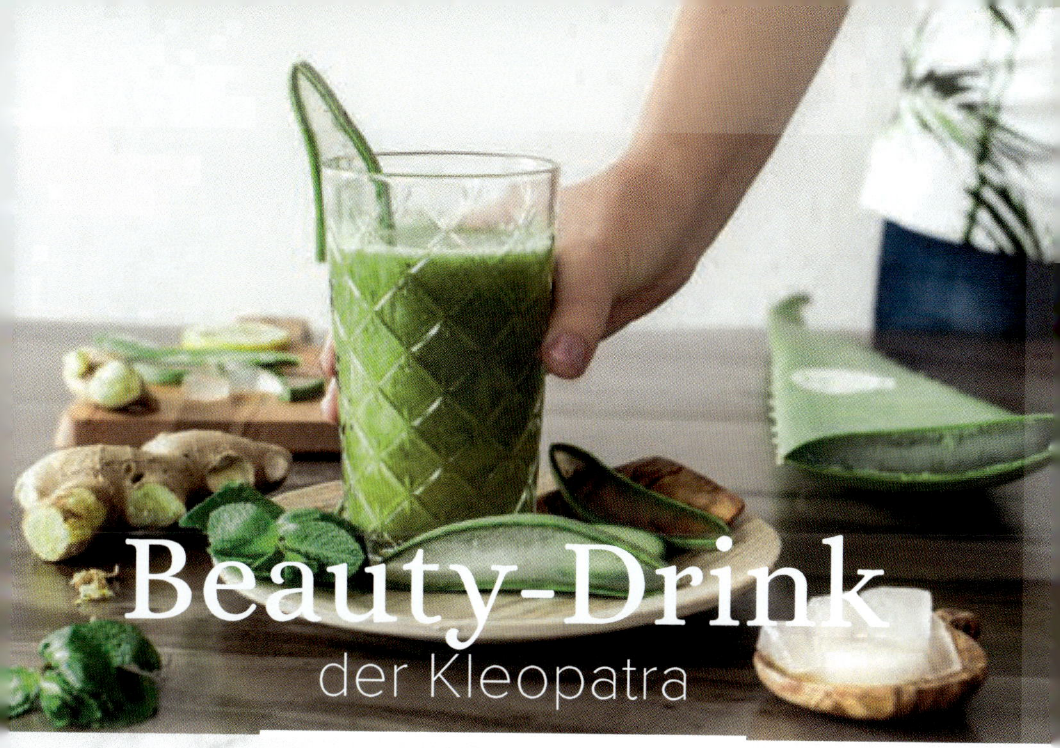

Beauty-Drink der Kleopatra

Das Powervitamin C des Zitronensafts, das Hautvitamin K der Gurke zusammen mit den wertvollen Inhaltstoffen aus der *Aloe vera* ergeben ein wahrhaftes Königselixier für die Haut.

Sie benötigen:

20 g *Aloe vera*-Gel | 1 kleine Gurke (10 bis 12 cm) | 1 cm frischer Ingwer | 3 Blätter Minze | ¼ Tasse Zitronensaft | 2 EL Agavensirup | 1 Tasse kaltes Wasser | Eiswürfel

Zubereitung:

1. Die Gurke schälen und in Stücke schneiden.
2. Ingwer schälen, in kleine Stücke schneiden.
3. Alle Zutaten in einen Mixer geben und gut mischen.

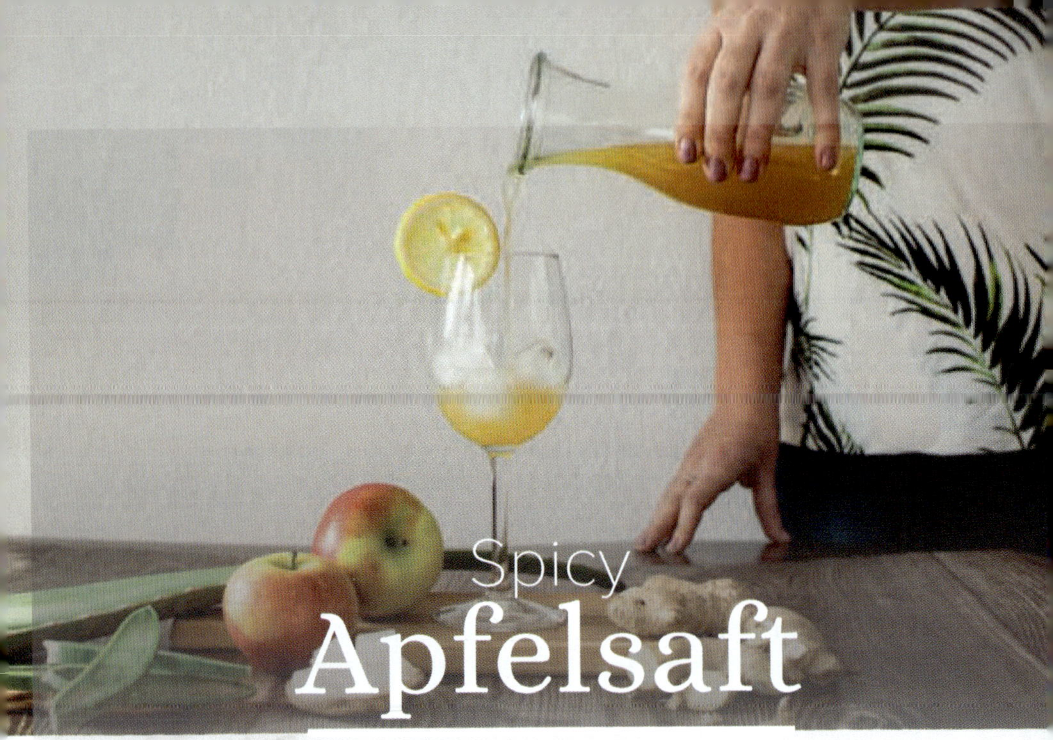

Spicy Apfelsaft

Ingwer verleiht dem Apfelsaft nicht nur Würze, er stärkt auch das Immunsystem. Die leichte Süße des Apfelsafts passt ideal zum säuerlichen Zitronensaft. Sie können den Saft auch mit Eiswürfeln servieren.

Sie benötigen:

20 ml *Aloe vera*-Saft | 200 ml Apfelsaft | 2 EL Zitronensaft | 1 cm frischer Ingwer

Zubereitung:

1. Alle Zutaten in einen Mixer geben und gut mischen.

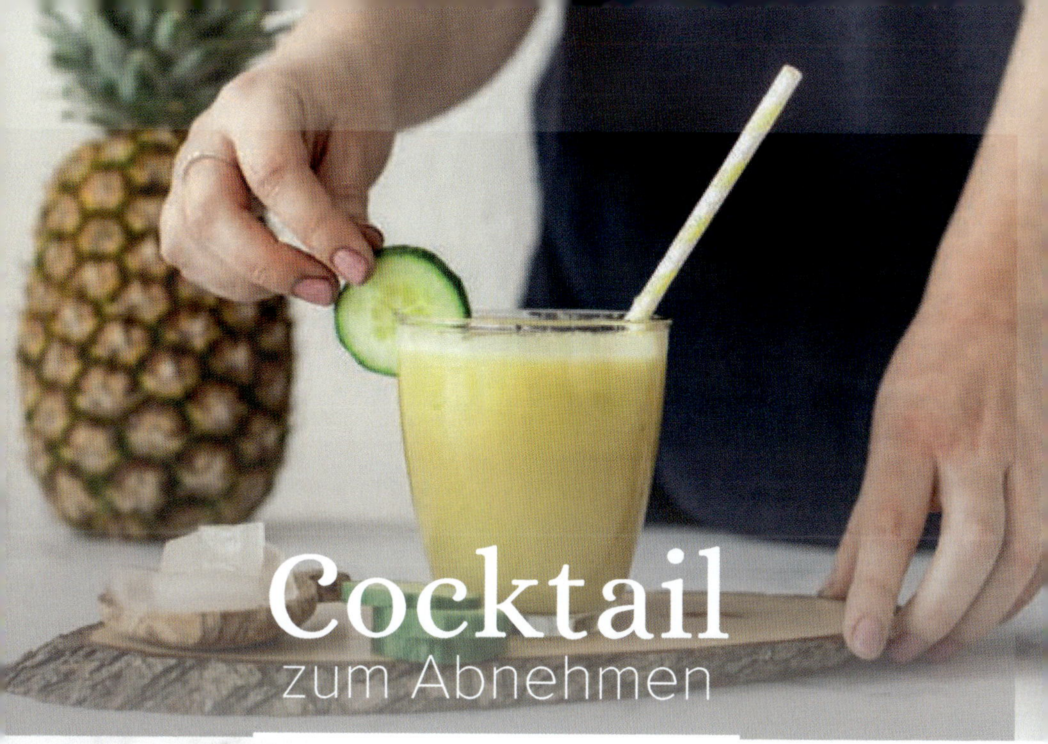

Cocktail
zum Abnehmen

Die Zutaten dieses Cocktails sind bekannt als wirksame Helfer bei der Gewichtsreduktion. Trinken Sie dazu diesen Cocktail über 21 Tage zweimal täglich auf nüchternen Magen und verzichten Sie in dieser Zeit auf das Abendessen.

Sie benötigen:
40 ml *Aloe vera*-Saft | 100 ml Ananas-Saft | 60 g Gurke

Zubereitung:
1. Die Gurke schälen und in Stücke schneiden.
2. Alle Zutaten in einen Mixer geben und gut mischen.

Bezugsquellen:

www.health-for-all.ch
www.spinnrad.ch

Quellen & Literatur:

- Prof. Hademar Bankhofer:
  Aloe Vera – Die Pflanze für Gesundheit, Vitalität und Wohlbefinden
- www.aloe-medical-group.com/aloe-vera/inhaltsstoffe.html
- Carola Schoch raw food Rezepte: www.carolaschoch.com
- Joanna's Essentials Smoothies Rezepte: www.joannas-essentials.de
- Ulla Rahn-Huber: Natürlich heilen und pflegen mit Aloe Vera
- Rhyner/Frohn: Heilpflanzen im Ayurveda, AT Verlag, Baden und München
- Mehla, Indu Dr.: History of Aloe Vera – (A Magical Plant), IOSR Journal Of Humanities And Social Science (IOSR-JHSS) Volume 22, Issue 8, Ver. 16 (August. 2017) PP 21-24
- Mayer, Uelke, Saum: Handbuch der Klosterheilkunde, Zabert Sandmann, München
- www.zentrum-der-gesundheit.de/

Bildnachweis

Ibtissem Smida/Maria de Conceicao Wittwer: Seite 2/3, 4, 10 (Depositphoto), 12 (Shutterstock), 18 (Shutterstock), 22, 26 (Depositphoto), 29 (Depositphoto), 30, 32, 34 r. und l., 35, 37, 38 (Depositphoto), 40, 42 (Shutterstock), 45 (Depositphoto), 46 (Depositphoto), 48, 49, 50, 51, 52, 54, 55, 56, 57, 58, 59, 60, 61, 62, 63, 64, 65, 66, 67, 68, 70, 71, 72, 73

Fotolia: Seite 23
Pixabay: Seite 14 r. und l., 16 o. und u., 17 (Marius Matuzewski)
Shutterstock: Seite 20
Wolfgang Funke: Seite 14

Register